白袍下的溫暖

腦神經外科陳金城醫師的刀下人生

陳金城——主述
江珮如——撰文

人本醫療呈大愛 鄉土良醫惠雲嘉

林俊龍／慈濟醫療法人執行長暨大林慈濟醫院啟業院長

二〇〇〇年八月大林慈濟醫院啟業，我帶著為數不多的同仁在這間田中央的大醫院開始耕耘醫療福田，陳金城醫師那時候還是個年輕小伙子，窮苦家庭出身的他沒有選擇西部大醫院或以賺錢為目的，臺大醫學系畢業後願意返鄉加入我們。鄉下醫院人才難求，所以等著他的是「神經外科一人科」，只有他一個神經外科醫師，要負責門診、手術、巡房、急診輪值，一週七天、一天二十四小時，隨時都在待命，後來他即使跟家人出門，範圍只敢在離醫院半個小時的車程之內。

我怎麼會知道這個事情呢？因為有一次心得分享時間，陳金城哭著說：「這

四、五年來非常愧對家人……」尤其是太太、孩子，因為全部被工作占據，沒有家庭生活。其實我們當初啟業時的團隊都是如此，天天忙得人仰馬翻，都守在醫院，那段時間真是難忘的草創階段。

轉眼二十三年過去，大林慈濟醫院已具備醫學中心等級的能力，而陳金城副院長的神經外科專業已是倍受肯定，為了求診他這位良醫，許多病人從臺灣各地慕名而來。

我對陳金城醫師最早最鮮明的印象，就是他個性非常老實，實事求是。他的老實也運用在醫療專業上，老實的充分練習，老實的遍查文獻，開刀技術精良，且一定在術前為病人擬定最適合的治療計畫。如果是高困難度的手術，一般醫生可能會怕，萬一開刀開不好，破壞了醫生的手術成功率，又影響口碑，寧可選擇不動刀。但陳金城面對別人都不敢動刀的疑難雜症，他願意，單純是為病人的那一分心。

因為病人可能已經找過全臺灣好幾家醫院，沒有人願意為他們開刀，但陳金城願意接受挑戰，這是我最佩服他的地方。

不管是腦脊髓血管母細胞瘤、腦膜瘤、腦下垂體瘤、頸椎、胸椎、腰椎的椎間盤突出或是瘤、血栓、顏面痙攣……這本書中收錄的三十二則故事，是三十二個病人家庭對陳金城的感謝；陳金城挺身而出，幫病人把問題解決。二〇二三年十月也有一位十八年來飽受坐骨神經痛困擾，接受三次手術沒有解決問題的病人，到寺廟請示白沙屯媽祖後，找到陳金城副院長進行手術而恢復健康的溫馨案例。

對於這些困難案例或罕病的治療，陳金城認為只要病人能好起來，就是給自己最大的回饋，所以即使他做過再多次手術，不論多有經驗，仍然會老實的勤加準備，且不忘再去翻閱各式各樣的外科書籍、文獻、網路資料、請教老師，為的就是讓手術更為完美，才能看到病人康復的成果。這就是慈濟醫療的原則：「把幸福美滿快樂留給病人及家屬，所有的問題、困難與責任由我們來承擔」的最好寫照。

「認真去做！做該做的，做到好就對了。」是陳金城副院長待人處事的邏輯，最難得的是他那一分醫病的心，二十多年來他的整個醫療過程充分展現出守護生命、守護健康、守護愛的精神。身為他的醫療老伙伴與主管，見證他的神乎奇技的手術能力與仁醫精神，引以為榮，樂為之序。

白袍下的承諾

簡守信／台中慈濟醫院院長

還記得二〇一〇年大林慈院十周年慶時，一位年輕美麗的少女深情的與陳金城副院長對唱時，眼眶泛淚的不只是那位少女，陳副也是，所有的來賓也是！

那是一位脊髓腫瘤的患者，由於手術的風險高，辛酸於就醫無門的同時，她的下肢也逐漸無力，不良於行。當陳副看到她的磁振造影時，二話不說就把這樣的困難，這樣的責任扛在自己的肩上。對病人，陳副院長沒有責怪她為何等到這麼嚴重才來就醫，只透過他堅定的眼神讓求助無門的病人及家屬知道：隧道的盡頭還是有著光明的希望。開完刀順利拆除脊髓內的炸彈時，他的反應也只是淡淡的（但約略還是有那麼一點掩蓋不住的高興）告訴他的團隊，動這樣的手術要注意哪些事情，腫瘤的罩門是哪裡，事先的準備以及其他科的配合又是哪些？只有在與臺大神經外科師兄弟的交換訊息時才會顯出「藝高人膽大」和「捨我其誰」的自信與氣勢。

這樣的個案在陳副院長的行醫生涯中屢見不鮮。這本文采飛揚，病情跌宕起伏，宛若「醫龍」與「福爾摩斯」合體的《白袍下的溫暖》是最好的見證。不過讀者除了可以聚焦在怎麼有那麼多的病人是神明轉介給陳副院長，祂們又是透過什麼方式讓病人知道祂的指示？同樣是腦瘤，症狀可以從「記憶當機」到「卡到陰」到「蜈蚣白蛇纏身」等精彩個案鮮明呈現外，更讓我感念的是陳副院長的「俠骨柔情」！

那種「以病人福祉為己任，置個人辛勞於度外的胸懷」就當然會引來一個晚上可能被加護病房狂扣七、八次的「夜不寐」。如果這只是偶然一次的付出，那當然沒有問題。可是陳副院長一個人就是一科，值班表上天天都是「陳金城」的承擔竟然長達五年。而兩人一科，兩位醫師交互蹲跳般的輪流值班則長達十八年。這樣的毅力讓人動容！

跟他同事這麼多年，從來沒有聽他喊累。眼睛也許有些血絲，但他的腰桿永久是挺直的。

陳副院長不只是對病人燃膏繼晷，對整個醫院的品質提升也是不遺餘力。讓大林慈濟醫院不只是對社區長者的照顧溫馨感人，更把急重症醫療以及重度緊急醫療的服務，帶入偏鄉。他的苦口婆心、身先士卒和緊盯進度功不可沒。

陳副院長武功高強又悲天憫人，指尖傳遞溫柔，白袍散發溫暖與承諾，是今之俠者！

從醫救人的信念永不變

陳金城／大林慈濟醫院副院長

一九九〇年的雲嘉地區醫療資源匱乏，人們只要一生病，不是往南送就是往北送，經常一些緊急與嚴重創傷性的病人，在與時間分秒拔河之間因而失去寶貴的生命。

當年還是第五年住院醫師的我，接到家中的緊急電話，告訴我父親突發中風的消息，送到醫院檢查後，醫生說必須開刀。姊姊告訴我，原因是胸部看起來不正常。我趕回家中後看了片子，完全沒事！突然覺得疑惑，為何醫生說要開刀？一度以為是自己的能力不足，於是把片子給一位放射科主治醫師看，結果對方肯定的回覆「胸腔毫無病徵」。

這是讓我決心回嘉義的理由之一，自己家鄉的鄉親應該得到更妥善的照顧與醫療資源，正巧當時大林慈濟醫院正在興建、招募醫師，於是我毅然決然回歸家鄉。二〇〇〇年大林慈濟醫院啟業之後，回鄉服務的我成了創院元老，同時也成為嘉北地區首位神經外科醫師。

當年手機還沒有普及化，大家都是佩帶醫院提供的 BB. call 機，由於神經外科只有我一位醫師，所以幾乎一天二十四小時隨時待命，因此我的 call 機從不離身，即使放假的時候也不敢跑太遠，每次只要 call 機一響，就得趕緊找公共電話打回醫院詢問病人現在的狀況，然後想辦法用最快速度趕回醫院，更不用說早期急診的值班表上永遠都是我的名字，也因而被院內同仁封上「鐵人」的名號。

平時還好，不過到了假日很多需要腦神經外科治療的病人，救治包括緊急外傷、出血性中風、脊椎外傷等，幾乎都會轉到大林慈濟醫院，病人轉院從彰化以南，高雄以北的都有，所以假日才是最忙碌的時候，call 機響不停。有時候甚至是接到 call 機通知，不是相當緊急的事情，像是病人發燒之類等問題，曾經一個晚上就陸續被 call 了七、八次，休息的時間也只能斷斷續續，睡眠會被打亂，更可怕的是，說要轉院過來的病人，等了一個晚上最後卻又說不來了，到後來我乾脆以院為家，將距離縮短之後，自然也減少追趕時間的壓力。

大林慈濟因為地處雲嘉交界，鄰近高速公路、省道等交通要道，還有馳名國際的阿里山，成為鄰近地區重症、急症與難症病人的依靠。臺灣醫療從二〇一〇年開始有急救責任醫院分級，當時大林慈濟連中度都無法達標，在大家不斷努力之下，經歷了多次大量傷患急救處置，從阿里山小火車發生翻覆意外，到遊覽車翻車意外，急診部除了二十四小時提供緊急傷病患的救護，同時也是嘉義縣災難醫療救護基地、毒化災設備儲備醫院，服務範圍更延伸到偏鄉醫療站。

二〇一四年通過重度級急救責任醫院後，承擔起守護雲嘉地區的急重症病人，並開始支援虎尾若瑟醫院，加強服務照顧地方鄉親。當時臺灣有三十幾家重度級急救責任醫院，大部分都是醫學中心，這代表大林慈濟等同於有醫學中心的照顧能力。

回顧多年前在這片田中央醫院的篳路藍縷，隨著醫療資源逐漸完善，在精進臨床服務外，我認為必須提升緊急救護醫療品質，將重症醫療能量由點、線、面逐步建構為立體網絡，於是力促大林慈濟醫院通過衛生福利部「重度急救責任醫院」，有能力二十四小時處理重大創傷、急性中風、急性心肌梗塞、高風險妊娠及各種急重症，提供醫學中心等級的急重症照護。

醫療就是一種用生命走入生命，去搶救生命的歷程。能夠讓我無後顧之憂守在醫療的崗位上，都要感謝許多人在背後默默支持，尤其是老婆從未有過一句怨言，家庭一切大小事情都由她一肩扛起，為我守護家與家人。

經常有人問我，工作會不會很累？覺得像我們做醫生這樣過生活很瘋狂！我認為，凡事心寬念純就好，不用把事情複雜化，這樣的日子也沒什麼不好，因為照顧病人、治療病人，本來就是我最喜歡做的事，尤其是每次只要看到病人的病情有所改善，家庭可以恢復到正常生活，那份從醫救人的信念就永遠不會改變。

這本書，是我在大林行醫生涯的點點滴滴，同時也是歷年來治療的真實案例，每一篇都是珍貴紀錄，力求如實描繪，看見病人背後的那段不為人知的抗病血淚史，並透過他們的親身經歷與分享，期盼能帶給同樣飽受疾病困擾的你（妳）一個參考指引，在遇到和書中類似的疾病症狀時，能夠找對專科醫師做正確的診斷，給予最適當的處置與治療，重拾健康亮麗的人生。

目錄

解煩腦

椎健康

解煩・腦・

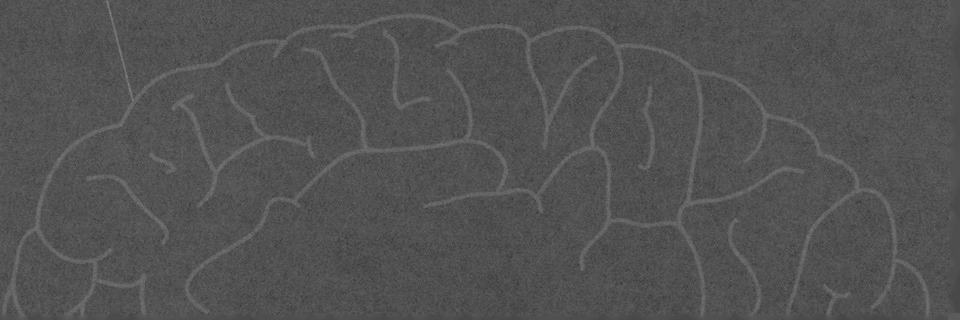

腦下垂體瘤

從〇到〇・〇〇一的希望

一個人只要有一個理由讓他活下去，而且懂得怎麼活，又能同時把這種心得傳遞給後代，他便能永垂不朽。這是德國哲學家尼采曾經說過的話，而從這一位腦下垂體瘤患者身上，讓我看到了比任何教科書所教導都多的東西。

半掩的病房裡透出一絲微光，如同往常般早上的例行性巡房，一大早隨著匆促的腳步展開忙碌的一天。

「陳醫師來巡房了。」跟隨在後的專科護理師禮貌性的打聲招呼後進入病房裡。

「陳副院長好。」原本躺在病床上的患者急著想起身問好。

「傅老師，你躺著就好，不用起來。」專師立刻制止他。

由於手術後鼻腔裡還塞著止血紗條，這類的患者通常只能乖乖躺在病床上說話、休息。

「恢復得很好，明天就可以出院了。」我伸手過去抽出塞在病人鼻腔裡的紗條，並檢查無出血及滲漏腦脊髓液情況後告知家屬。

這位五十多歲的傅老師，談起十年前與大林慈濟醫院巧妙的結緣。他說，其實一開始這個緣，說起來並不怎麼「圓」，但華人似乎對圓特別有偏愛，我也有同感，凡事都要求個圓滿，就像從圓的任一點走一圈，都會回到原點，所以有緣就會碰在一起。

傅老師娓娓道來他四處奔波求醫的心路歷程，繞了一大圈，最後終於得了個圓滿。

「很嚴重、要開刀、排時間。」

傅老師說，當年的印象很深刻，陳醫師眼睛直盯著螢幕裡的檢查影像看，口中簡單明瞭回覆治療的方式，因當時腦下垂體瘤又再度復發，朋友都介紹到大林慈濟醫院求診，卻沒想到初次在門診見面，就有著不怎麼好的感受。

「第一眼的感覺就是酷酷的，很冷漠，有傲氣，或許他只是想把他的工作做好，沒有考慮過感性的問題。」身為國文老師兼輔導主任的傅老師說，怎麼看，都覺得自己和這位醫生不投緣。

「我們學輔導的常說，先處理情緒、再處理事情，但陳醫師就是先把事情處理好，卻沒有感性那一面。」傅老師簡單形容第一眼我給他的感覺是「有霸氣、有自信、沒感性」。

我平日的話就不多，所以常被病人偷偷取了「酷哥」、「省話一哥」等稱號，十年前的那三句「簡潔有力的對聯」一直深深烙印在傅老師心中，但萬萬沒有想到，二〇一〇年第二次的腦下垂體瘤又再度復發時，他的雙眼視力逐漸變得模糊，直到高雄開刀後，右眼從此失明。

上課時只能使用左眼，就連想繼續進修博士的生涯規畫，也無奈就此化為泡沫。傅老師平日很愛看書，對於各種不同種類的書籍，凡只要是書，他都視為珍寶，但自從失去右眼視力之後，不僅造成生活上許多不便，包括走路不平衡、眼睛容易疲累，更讓他自尊心受到極大的打擊。

每當人生遭遇到重大考驗，迫使我們運用自己的內在之眼時，就會開始提出一些強而有力的問題，也就是因為如此，非要到這種時刻，才會對自己的人生中少有的反躬自省。對傅老師而言，在生這場大病之前，所擁有的自命不凡可是自信滿滿。

傅太太說：「他是一個自尊心強，又充滿自信的人，凡事總認為自己可以，但沒想到那一天下課後，他說頭痛、四肢無力、嗜睡，想上樓躺著休息一下，直到樓上傳來一聲砰砰巨響，趕緊跑上樓查看後嚇出了一身冷汗。」

「他當時摔倒在地板上，雙眼往上吊，一動也不動的，我很怕他會因此而走掉……」太太說她回想起那時候的情景，在緊急叫救護車到鄰近醫院時，一路陪伴只能不斷祈求佛祖保佑。

救護車到達醫院後，經由腦部電腦斷層顯示為疑似水腦症，醫院為考量後續治療，於是再轉至高雄的大醫院處理，腦部磁振造影（ＭＲＩ）顯示為腦下垂體瘤，醫生建議要趕緊住院開刀治療，但傅老師清醒後卻拒絕了，怎麼也無法再次承受打擊，第二次的手術已經失去右眼了，再開，下一步會是如何？他連想都不敢想。

回家後，傅老師強忍著身體的病痛，隔天照常到學校教書，但太太看在眼裡、痛在心理，怎麼也無法安下這顆心。

接下來幾天，她開始四處打聽，詢問親朋好友哪間醫院腦神經外科的醫師厲害，結果得到的答案是從南到北的大型醫院，最後多數人都告訴她，不妨去試試「問神明」，雖然這對知識分子所講求的科學是背道而馳，屬於玄學沒辦法印證的理論，但在這個時候，很多人還是會想要一試。

傅太太找到了一間香火鼎盛的廟宇求神問卜，從南部大型醫院一直問到北部的醫學中心，準備的醫師人選就是擲不出筊，突然心中出現一個名字「陳金城」，沒想到這一擲就是聖筊，她興高采烈的回家等著先生下班後告訴他這個好消息，結果得到的回應卻是「你怎麼會問他？誰要你問他的。」

等待耐心解說自己的用意，傅太太千拜託萬拜託，加上倆人都是虔誠的佛教徒，她告訴先生，既然神明如此指點，不妨試試看，最後傅老師還是不敵親情的攻勢，勉為其難的答應了。

夫妻倆懷抱著希望，帶著之前醫院所檢查的影像，再次踏入大林慈濟醫院腦神經外科。

「十年後的改變沒想到如此之大，這一次再見到陳醫師，看到的是一位滿頭白髮、莊嚴相貌的醫者，正是我心中的觀世

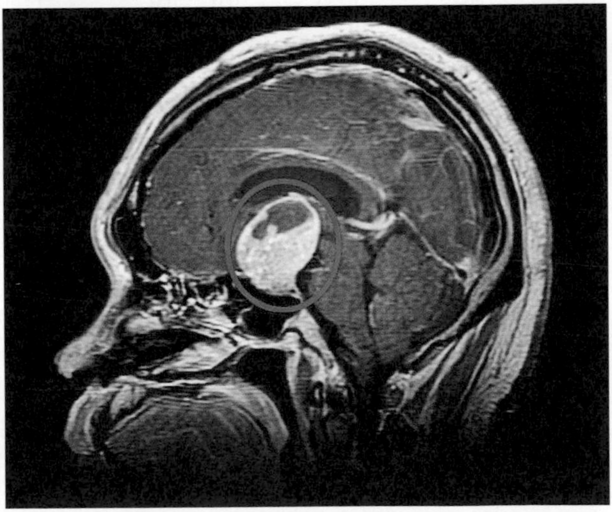

傅老師的檢查影像中，圓圈處顯示四公分大的腦下垂體腫瘤，且已嚴重壓迫視神經。

音。」傅老師說，十年後的陳醫師變得很不同，他一樣有霸氣、有自信、更有了感性。

於是十年前的緣，從此刻又重新接上，也把結束轉化為開始。

入院後，我與傅老師夫妻倆討論，此時手術需要另一位腦神經外科吳宗憲醫師一同進行。

「一切交給醫生。」傅老師簡短有力的回答。

手術後在加護病房，傅老師形容當時的回想，必然是驚濤駭浪，對這二位醫師來說，一定是很辛苦的手術。

「我想，菩薩留我這條命……」分享到此時，傅老師停頓了三秒鐘，強忍住在眼眶中打轉的淚水。

他說：「我以後會走入慈濟，從加入慈誠懿德會（註1）開始吧！因為眼睛不方便，擔心做事的時候效果會打折，加上我是一個比較重視效率的人，輔導小孩又是我的專長。」

二十多年的教師生涯，傅老師與慈濟結了更深的緣，就從此時開始發酵。轉到普通病房後，傅老師的右眼視力慢慢恢復，從〇到〇．〇〇一的希望，是他用來形容自己重獲光明的那一刻。

「陳醫師查房時，一樣話少、沉默是金，但值得信賴，可以把生命交給他，而吳醫師則讓人感到親切又溫暖，兩位醫者都是救回自己的恩人。」傅老師說，他們是我生命中的恩人，這條命，是他們救回來的，以後，我會更發揮自己的良能，做更多事。

出院後的病房桌上，一張寫給我的感恩卡上寫著：「感恩您本著仁心仁術的精神，全力以赴，專業用心的治療我的病痛，並發揮神乎奇技的醫術，拔刀相助為我解除病痛，經歷了兩次失敗的手術後，重新嚐到手術成功的喜悅，由於您的奉獻及付出，使得我的生命從此刻開始加入了您的元素。感恩您！」

而另一張寫給吳宗憲醫師的卡片中也寫道：「吳醫師，感恩您的義氣相挺，拔刀相助，才能讓我在手術過程中一路平安，也因為您的專業與用心，讓我的內心充滿了無限的感佩！感恩您！」

出院當天，傅老師站在窗檯邊的巨大身影，不疾不徐地轉過身來向我微笑點頭。夫妻倆站在病床前的靜思語合影，那句「行善是本分，付出無所求。」讓他有著深深感觸。

傅老師康復後歡喜回歸校園，重拾教書工作，平日上課不僅是教科書上的內容，更以自身抗病經歷，以生命教育與靜思語融入各科教學課程中，期待給學生帶來生命的正能量，讓他們從尊重生命、熱愛生命，進而到發揮生命的良能。

他說，每當回想起將自己從鬼門關救回的醫師，就會感受到醫者以生命守護生命、無私奉獻，為求助無門的患者守住最後一線生機。

古老的諺語說，一畦園地裡最好的肥料便是農夫的身影，就如同醫院這片肥沃的土地，不就是處處有著醫者播種的身影。

註1：慈誠懿德會之成員，除了以親和的態度教導學生生活禮儀及道德倫常外，並用心傾

聽與適時輔導學生心理、情緒上的困擾。同時以理性及感性的方式，肩負著學生、家長及學校三者之間的溝通橋梁，期勉學生由心而外展現術德兼備之氣質。

健康小常識

多數功能性腦下垂體腫瘤主要是內分泌不平衡及腫瘤引起，好發於成年人，若是泌乳激素分泌增加，女性恐會出現不孕、無生理期狀態，男性則也可能會有女乳症、陽痿等症狀。

治療上，通常依照是否有分泌激素或壓迫視神經考慮不同治療，部分可單用藥物治療，但有些則需接受手術，或輔助電療等方式。

藏在皮下的祕密

小腦血管壓迫三叉神經

在坊間有如此的一個說法：「世間最痛的情況，就是生孩子、腎結石，以及三叉神經痛，而三叉神經痛嚴重時，甚至遠超越前兩者，有天下第一痛之稱。」

診間裡，外表看似正常的陳女士，照片上卻是被針扎滿了臉，對她而言，這些針扎的痛楚，遠遠比不上纏繞十多年之久的三叉神經痛。一開始右臉頰出現陣發性疼痛，原以為是睡眠不足所導致，沒想到疼痛一天比一天劇烈，讓她無法洗臉、刷牙、說話、吃東西，甚至想以自殺結束痛苦。

隔年，陳女士整個右臉頰已經痛到不能觸碰，不僅一吹到風就痛，就連生活中看似平常的洗頭、洗臉、抓癢也都做不了，因為只要一摸到皮膚就會立即感到痠、抽、痛，像是有無數根針在刺。

她形容：「每當疼痛發作時就痛到癱軟倒地，連續二十多天無法吃、無法躺、無法睡，只能坐在客廳閉上眼睛休息，那段時間足足瘦了五公斤，最後連講話都變得困難，因為稍微一開口就會痛到眼淚直流。」

長夜漫漫，每一分每一秒似乎都過得特別緩慢。那一天晚上，陳女士對女兒說：「如果不是為了你們，我真想從這五樓跳下去，讓這個生不如死的身體從此解脫。」這一番話，頓時讓兩個女兒驚慌失措，一起抱著母親痛哭，很害怕就此失去媽媽。

家人同心協力努力上網找資料，也跑了各大醫院做檢查，陳女士得知自己罹患三叉神經痛，於是開始她的求醫日常，只要有人介紹哪裡有專門治療這種疾病的醫師，即使再遠的路程也會去。十年的時間，治療已經耗費一百多萬，但病情卻始終不見好轉。

住在花蓮的姊姊看見妹妹如此痛苦，便告訴她：「我幫你打聽到一位氣功師傅很厲害，他專門在治這種病，可是收費不便宜，你可以去試試看。」

「那一間的氣功療法生意超好，一次收費一千元，我一星期去四、五次，每次治療十五分鐘，因為病人非常多，經常都要等上四個小時才能看到，時間就這樣耗在那裡，什麼事都不能做。」只是沒想到，持續治療了兩年，臉上的陣發性疼痛依舊存在。

後來還有朋友介紹到臺南做針灸、民間祖傳秘方等治療，陳女士總會想：「給他一些時間，或許真的就會好起來。」

她感嘆，這一輩子直到面臨了生老病死，才知道健康有多貴！房子沒了可以再買，但健康沒了，卻沒辦法用房子換。這就是現實，哪怕醫學技術再發達，即使再有錢，健康沒了就很難找得回來。

陳女士告訴我，印象最深的是到一間非常有名的中醫診所。一開始抱著忐忑不安的心情等候治療，沒想到輪到她針灸時，醫師用針扎入她的右臉頰，上下挪動針頭讓她痛到哀號不停，接著慢慢一針一針插滿整張臉，看起來就像刺蝟一樣。「當針一扎下去，馬上感應到腳底，突然像碰到了高壓電，電流頓時貫穿全身。針完之後，醫師再用真空玻璃杯將血吸出來放血，最後到底扎了幾針也無法計算，但每次結束療程，整個右半邊的臉都已瘀青。」

「醫師，你扎到我的臉變成這樣，我出去怎麼見人？到時候別人可能誤以為我被家暴。」陳女士不免對醫師抱怨上幾句，但即使如此，為了讓自己快點好起來，她每星期還是按時報到接受治療，每次療程大約兩個小時，臉上的瘀青愈來愈大片，深怕被旁人瞧見自己這副可怕模樣，無奈每次出門只能戴上帽子、口罩遮掩。

醫師總是告訴她：「我不相信治不好你。」

陳女士卻相當無奈，因為醫師相當用心，但就是無法拔除病根。由於對西藥副作用的排斥，所以一開始尋求自然療法，只是針灸也持續治療了一年半，她的疼痛卻仍反覆發作，每次痛起來根本無法吃東西，只能喝流質食物，後來決定轉向西醫試試看。

朋友介紹另一位南部的名醫，標榜以電燒方式治療，不用住院，一次療程費用五千元，手術後並開了抗癲癇的藥物給她，但沒想到一個月後，整張臉又開始隱隱作痛，甚至服藥之後頭暈目眩，還因此吐了一天，讓她嚇得對西藥產生恐懼和排斥的心理。之後，醫師只好請她改看疼痛專科。

透過介紹的臺南知名疼痛科醫師，為陳女士做神經阻斷手術，她說：「醫師首先針對痛點做局部麻醉，後續再利用針刺入已麻醉的位置做治療，全程自費。第一次反應非常好，六個月都沒再發作，那個時候好高興，可以放聲大笑，可以用力嚼東西都不會痛，但萬萬沒想到六個月後又開始痛了，最後一切重回到原點，繼續那遙遙無期的求醫生活。」

朋友們看著陳女士自從生病後而變得鬱鬱寡歡，紛紛用盡心思邀約她參加三天兩夜的慈濟實業家生活營。於是抱著參加活動轉移注意力的心態參加，後來竟成了激勵她積極參加慈濟各項活動，發心立願成為慈濟人。

「兩個女兒已經長大在外地工作，平日我都是獨自一人在家，所以她們鼓勵我去做自己喜歡的事情。」有了孩子們的支持，陳女士鼓起勇氣投入慈濟醫療志工行列，從門口服務病患、診間到病房，甚至投入社區助念、環保、香積等志工，只要哪裡缺人手她就馬上補位，竭盡所能地付出，忙碌之中，病痛似乎也減輕不少。

陳女士說：「擔任醫療志工的第一天，我站在大廳的佛陀問病圖前，虔誠合掌對菩薩祈求，請祂保佑讓我做志工期間疼痛不要發作。」菩薩似乎聽到了她的祈禱，非常神奇，果然在做志工那幾天，腦袋裡的三叉神經都很聽話，直到結束志工服務之後，上了遊覽車準備回家的途中，疼痛才又再度出現。

由於擔任志工期間對醫療有了進一步認識，同時也透過同梯次的志工分享介紹，陳女士對於自己的疾病，能夠藉由手術而獲得改善有了信心，於是抱著一絲希望掛了我的門診，期盼這次也能如願，菩薩保佑順利解脫多年病痛。

聽完陳女士的坎坷求醫過程，我鼓勵她要對醫療有信心，後續為了確認腦部沒有其他問題，門診中開了一張磁振造影檢查單，請她先做完檢查再討論之後的治療方式。

幸好最後檢查結果，只是單純的小腦血管壓迫三叉神經，於是與陳女士說明手術方式後，便立即為她安排手術時間。此手術從耳後開一個小傷口，接著於後顱窩磨開約十元硬幣大小的骨窗，再藉由高倍率顯微鏡輔助之下，找到三叉神經上的血管壓迫，以精密的手術技巧把血管與神經用鐵氟龍（Teflon）碎片隔開，術後病人疼痛就能立即獲得改善。

「我現在很快樂，明天就可以出院了！之前的疼痛全都不翼而飛，現在可以張口吃東西、開懷的大笑，就像在作

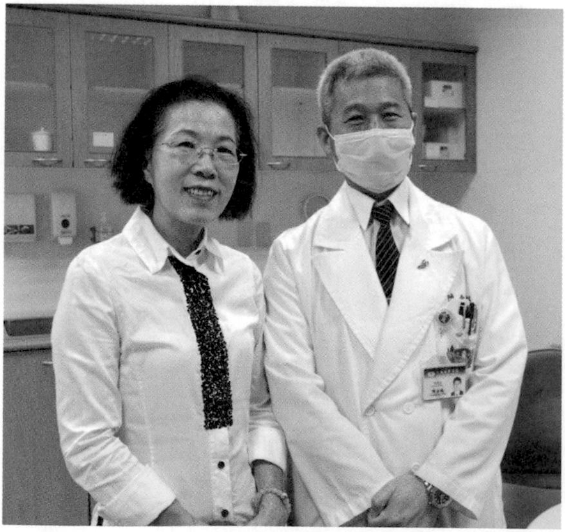

回診時，陳女士笑著說，之前的疼痛全都不翼而飛，現在可以張口吃東西、開懷的大笑，就像在作夢一樣。（攝影／江珮如）

夢一樣，沒有疼痛的日子多麼美好。感謝陳金城副院長高超的醫術，現在身體都好了，人生可以說是一百分。」經歷過生死邊緣的掙扎，術後的陳女士猶如重獲新生，歡喜說出此刻心情，並許下繼續做志工的承諾。

從她身上，我看見一位生命勇者，用有限的時間為人群付出，如此付出而無所求，就是最有價值的人生。

健康小常識

三叉神經痛主要為小腦血管壓迫到三叉神經，好發族群以五、六十歲以上長者居多，由於年紀大導致血管慢慢扭曲，進而影響神經所致。

對於三叉神經痛，一般初步治療會先給予藥物，若可減緩疼痛只要持續服藥、定期追蹤即可。如疼痛無法解除，或出現暈眩等不適應藥物副作用時，則建議做介入性的顯微血管減壓、經皮神經燒灼、氣球壓迫、加馬刀等等治療，若是施行顯微血管減壓手術時，則以醫師評估身體狀況適合全身麻醉者為宜。

其施行方式主要在顯微鏡輔助之下開顱，找到神經與血管的位置後，利用鐵氟龍墊片將神經與血管隔開，通常病人在手術後能立即獲得改善，術後只須注意暫時不能提重物，及維持良好生活作息。

腦膜瘤

神明的處方籤

臺灣的民間信仰中，信眾遇到各種大小事的難題，都會到廟裡擲筊求籤請示神明，舉凡婚姻、金錢、健康、運勢、求子等，除了祈求逢凶化吉、一切順利之外，還希望獲得神明的加持「有拜有保庇！」

生病第一件事情就是看醫生，但心裡總是隱約地不安，尤其又是碰上連醫生都束手無策的疾病時，不少人就會到廟裡祈求神明能夠指引一條「明路」。

來自梅山鄉的潘女士也不例外，在發現自己長了腦瘤之後，從南到北四處奔波求醫，卻找不到一位醫師願意幫她開刀，最後只能到廟裡求助神明的幫忙。

六十四歲的潘女士，有著和我相似的家庭背景，從小家境清寒，擁有許多手足，自幼養成刻苦耐勞、勤儉持家、堅忍不拔的個性與毅力，同時更肩負起家庭經濟重擔。過去她是一位珠算老師，之後為了改善家計狀況，努力考取郵局工作，終於家庭、事業、健康都一帆風順。

原以為夢寐以求的生活可以持續安穩至終老，不料一次左腳突發性無力，從此改變她順遂的人生。

「我每天早上都習慣到附近的公園慢跑，結果那一天跑沒幾步，左腳突然感覺無力，還差一點摔倒。」潘女士對我描述她開始出現的症狀。

「一開始以為自己可能是中風，嚇得趕緊到醫院掛了神經內科，醫生安排磁振造影檢查，幾個禮拜之後完成檢查順便回診看報告，沒想到醫生竟然說是長腦瘤。」

我仔細聆聽病人敘述當時發病的過程，有時候患者的故事，成為我們打開通向答案的道路。

「當時真的很害怕，醫生接著告訴我，這顆近三公分的腦膜瘤已經壓迫到運動神經，而且瘤還長在大血管的旁邊，若是手術切除，可能導致癱瘓的機會很大，甚至嚴重時有可能死亡，風險性相當高，勸我最好不要開刀。」她說。

「任何手術都具有一定的風險，只要和醫師配合且充分溝通，一定能得到對病患最好的治療，更何況若是良性腫瘤能在早期安全範圍下切除，相對的成功機率就很高。」我說。

潘女士接著告訴我，之後她回到家與家人討論，先生和孩子們都非常擔心，於是拿著檢查影像四處尋找頗有名氣的外科醫師諮詢，結果得到的答案都是「開刀風險很高、成功機率很低。」建議使用加馬刀治療。

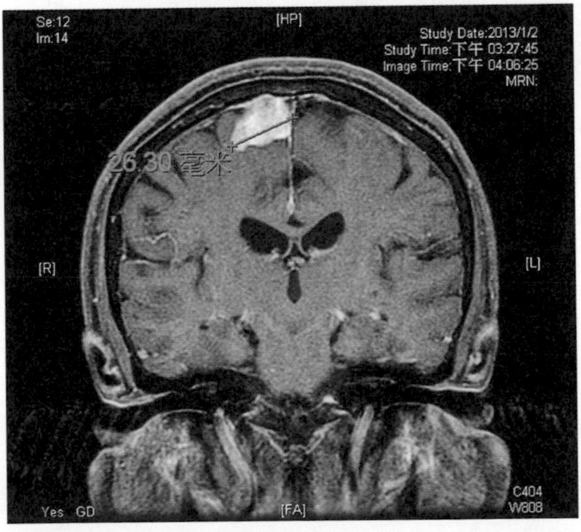

潘女士的磁振造影檢查顯示，近三公分的腦膜瘤已壓迫到運動神經，加上周圍的大血管，使得手術風險提高。

在子女的安排下，潘女士到了花蓮做加馬刀，但沒想到再次檢查時，發現腫瘤又長大了。隨著一年過去，左下肢漸漸變得無力，很難想像以往健步如飛的她，如今卻連走路都顯得困難。

「之後呢？」我接著問。

「後來找到了大林，掛了您的科，沒想到在門診時，您看到我帶來的外院檢查影像，馬上就說這個要開刀。」她說。

我告訴她，如果要好起來，手術確實是唯一的選擇。

「也不知道為何，當我看到您那種充滿自信的眼神，感到很安心，對手術也有了信心。」潘女士說道。

不過接下來回到家中，還得面對家人的擔憂，她說自己在途中想盡了各種理由預計說服他們，沒想到一回家告知家人關於開刀這件事，大家竟然都異口同聲贊成手術治療。

雖然嘴上說同意，但心裡卻仍免不了擔心，為了求一個心靈上的安定，家屬或病人通常都會到廟裡燒香拜拜求神明保佑。儘管現今走向高科技時代，但求神問卜長久以來一直流傳在民間習俗中，世界上仍有許多事情是科學無法解釋，信者恆信，心誠則靈，人們藉由醫療之外的信仰中，獲取心靈的慰藉與寄託。

潘女士說：「有一件很玄的事情，不知道說了您信不信。我媳婦為了我要開刀的事，還特地跑到一間很靈驗的廟宇去問，結果開始請示神明，要到北部還是到南部的醫院好？隨後神明指示要往南部走。接著再請示南部各大醫院頗有名氣的醫師，共有六位名單，神明馬上指示要給陳醫師開刀。您說，連神明都這麼肯定的醫師，我是不是會更有信心呢！」

我笑著雙手合十表達感恩：「不敢當。」

「您的開刀經驗豐富，面對高難度、高風險病症時又勇於承擔壓力，全心投入治療，為我們這些求助無門的患者守住最後一線生機。」她再次強烈表達感謝之意。

手術不到兩個月，潘女士已漸漸恢復行走能力。開始出院後的幾天，因為上、下樓梯還不方便，都是由小兒子背著她上下樓，經過一個月後，慢慢就能藉由拐杖獨自走路。

現在除了門診追蹤之外，潘女士每個月都會持續到大林慈濟醫院做復健。看到復原如此迅速，復健時她雙手扶著鐵欄杆，邁著步伐，一步步地走，雖然顯得有些吃力，但是，疲倦的臉龐卻有著希望的笑容。因為她相信，自己很快就可以走出去。

重生後的潘女士，對於這一切，除了感激，更對醫院的人本醫療、視病如親的照護相當滿意，加上本身就是慈濟人，這一次真正體會到醫護同仁的愛是如此溫暖，讓她永生難忘，也發願以後要更認真做慈濟。

對她來說，志工之路是沒有休息站的，只要哪裡需要，她就繼續勇往直前。

健康小常識

腦膜瘤的治療以腫瘤全切除手術為原則，但某些情況下，腫瘤無法全部摘除仍有部分殘留在頭顱內。若腫瘤位於腦部深層而手術不易摘除且腫瘤小於三公分者，則可以使用立體定位放射手術治療。

前顱底腦膜瘤

蜈蚣白蛇纏身

醫院是見證生老病死的地方，也經常被人們描繪成靈異恐怖的鄉野傳說。三更半夜無人按的電梯門自動開啟、有些病床的患者總會看到黑影站在床旁、某一處候診區總有位低著頭的白衣女子坐在那。

這些平時能夠看到超自然現象不可思議存在的能力，一般俗稱為陰陽眼，但若從醫學的角度來看，靈異現象背後所存在的，卻可能是令人擔憂的疾病。

坐在診間裡低頭不語的六十六歲黃女士，在家人陪同之下來到我的門診，外表看似正常，卻從她空洞的眼神中，透露出一絲難以形容的詭異。

「哪裡不舒服？」我說。

「我太太這一陣子都會說出一些奇怪的事，和做出奇特的行為，我們都很擔心她。」站在一旁的先生緊張地說道。

「比如像什麼樣的事？」我心裡納悶著，這一位該不會又是看錯科的病人吧。

現代資訊發達，許多E世代的病人都會從媒體、網路找谷歌（Google）醫師，看病之前在家把蒐集到的資料做好做滿，一進到診間裡就架式十足，表現出一副醫師你不要隨便糊弄我的姿態。

曾經就有一位二十多歲的病患，自己覺得長了腦瘤，進入診間後便開始滔滔不絕說起病因、各種治療方式等，隨後竟然直接下指令要求開單做磁振造影檢查，若是不遵照他的意思，病人就生氣說要投訴醫師。最後輾轉得知，這位病人只是單純的牙齒問題，並非是他自我診斷的「腦瘤」，而類似這種的病患，卻是在診間裡屢見不鮮。

「她晚上都會說看到有『髒東西』爬到我和小孩的身上，然後拿剪刀過來要除掉祂，前陣子偶爾會喊頭暈、想吐，直到今年奇怪的症狀愈來愈明顯，不只是腦袋變得很遲鈍、失去判斷力及控制力，五分鐘前的事，五分鐘後就又忘了，甚至還會經常說出一些可怕的事，像是家裡有白蛇、身體裡有蜈蚣，甚至覺得一到晚上就很想殺人，全家人聽了都很害怕，到處求神問卜、作法、驅邪仍不見改善。」

這時候黃女士突然抬起頭來，眼神充滿殺氣的告訴我，那一次全家外出吃飯時，一上車就看到在副駕駛座的先生，身上纏著兩條大白蛇，當時嚇到不敢出聲，就怕全家人通通被吃掉。還有一天晚上，全家人吃飽了坐在客廳看電視，突然轉頭看到兒子的身體裡都是蜈蚣在爬，為了救他，所以才想拿剪刀往兒子身上刺一個洞，好把他身體裡的蜈蚣抓出來。

一般這種情況都會被當作是「卡到陰」，就像靈異節目都曾出現過的橋段，來賓突然動作、聲音都變得跟平常不一樣，明明是女人卻發出男人渾厚低沉的嗓音，平時不會外語卻突然用法語對答如流等狀況，或者個性突然大轉變，就像變了另一個人似的，這個時候不少人會選擇到大廟裡找法師幫忙念經處理，如果情況比較複雜，則是請出神明做主。

不過站在實證醫學的角度來看，有些幻影確是我們的視覺系統或大腦產生病變，因而導致眼前反覆出現看到了怪象，所以通常這類的病人，一開始會先檢查眼底鏡，看是否有視網膜病變、視網膜剝離、青光眼、白內障等，若一切正常，接著再進行腦部電腦斷層或磁振造影等檢查，以排除腦瘤的可能性。

隨後我開了一張檢查單，要病人先做完再決定後續的處理方式。家屬露出擔憂神情，拿著單子趕緊前往影像醫學科等待安排。一週後黃女士同樣在家屬的陪伴下回診看報告，果然電腦螢幕中的腦部檢查影像顯示，黃女士前顱底的位置長了一顆將近六公分巨大腫瘤。

「這裡是腫瘤位置，那麼大一顆，不過幸好還沒壓到腦幹，這種雖為良性腦膜瘤，但還是得做手術切除。」我用手指著電腦螢幕，一邊與病患及家屬說明。

「怎麼會長這種東西？請問醫生，手術會不會很危險？是不是開刀之後就都會好？」家屬神色慌張地提出各式各樣的問題。

「其實每種手術都具有一定的風險，這種手術並不困難，因為良性腫瘤可以完全被切除及保留所有腦組織與腦神經，因此預後良好，你們不用太擔心。」許多病人在聽到醫師宣布疾病之後，總會說「為何是我？」

我相信每個人都有他的生命功課，上天之所以賦予每個人不同特質，讓我們來到人世間，正是為了完成某一樣功課，不只是病人，更包括我。

「謝謝陳醫師，我們很放心交給你，一切拜託了。」結束了一連串的問與答，病人家屬終於放下心中的大石頭，簽下手

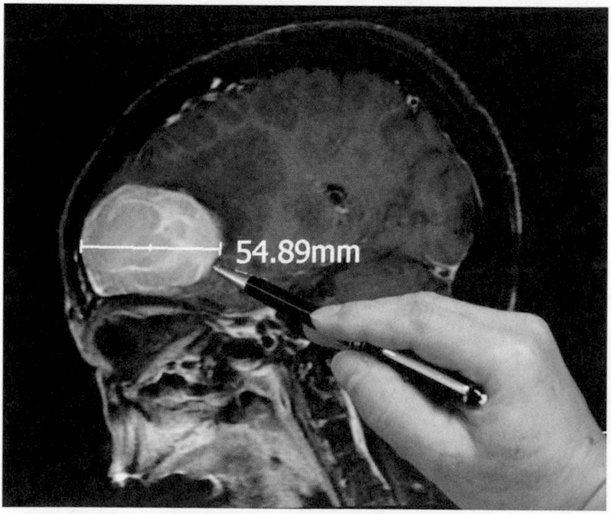

腦部檢查影像顯示，黃女士前顱底的位置長了一顆將近六公分巨大腫瘤。（攝影／江珮如）

術同意書。

黃女士開刀前一天入住醫院，在我到病房查房時告訴我：「陳醫師，我一定要告訴你，差不多三月的時候，鹿港當時有一條路要開河，開挖現場就有很多『小龍』爬出來，其中還有兩條是白蟒蛇，在天后宮的停車場那邊，那裡人潮很多，兩條蛇就攀上那個龍柱上，我有看到，其他的人也看到了，後來有人請當地的消防隊去抓，可是當消防車來時，兩條白蟒蛇已經跑走了。」

她接著說：「同那天晚上，全家人準備開車出去吃飯，當時外頭正下著毛毛雨，屋外的庭院裡種著幾株芭蕉樹，忽然看見那兩條白蟒蛇就攀在芭蕉樹上，我假裝沒看見，加快腳步往車子方向移動，沒想到才剛上車後，兩條白蟒蛇竟然攀在我姪女的身上，白蛇身上的紋路好美，閃閃發亮，但我不敢直視祂的臉，因為一定長得很可怕，一路上我全身發抖，叫我先生專心開車，他們都不知道車子裡竟然有蛇。」

「好了，人家陳醫師很忙，沒時間在這裡聽你說這些亂七八糟的事情。」病人家屬想要阻止這一段怪力亂神的談話。

「不要以為我不知道，你們都認為我有精神病，而且我還沒說完，後面還有一段，不要插嘴。」黃女士怒氣沖沖地回著。

我明白病人生病後的苦，尤其是像黃女士主訴出現視幻覺，相較於一般頭痛、頭暈、手腳無力、癲癇等症狀較為罕見，多數人容易被當成精神疾病處理。

「沒關係，讓她說完。」

「陳醫師，不好意思，她現在腦袋不正常，請您多多包涵。」

「這些都真實存在，為什麼你們都不相信？」黃女士不顧家人的阻止，繼續她未完的話題。

她說，還有一次是母親節，兒子和媳婦專程回來，準備帶到臺中吃飯，可是坐上車子後很害怕，因為那兩條白色蟒蛇又出現了，祂只要看到額頭上有印記，就會把那個人吃掉，所以很擔心先生，因為他的頭上剛好有那個印記，於是想盡辦法叫他不要去，但兒子卻說母親節要全家人一起慶祝才對，爸爸不能沒有跟上，所以全家人坐上車，先生就坐在副駕駛座。我的手放進包包裡，將帶上的小刀緊緊握住，眼睛瞪著那兩條白蛇，一心想著，只要祂的妖形一顯現出來，我就要殺了祂。

不只這樣，黃女士還說，某一天在家中發現身體刺刺的，感覺體內有蜈蚣在爬，牠身上有尖尖的東西刺進皮膚，像針在扎一樣，當時很想拿剪刀往自己的身上戳洞，好讓牠爬出來。這陣子大媳婦快生了，兒子希望快把這個病治好，之後要把孫子帶回家，沒想到自己竟然叫兒子不要帶回來，因為看到小嬰兒會想把他打死。

「家人都說有空要出去走一走，愈停頓在那裡，就會愈痛苦，所以我常想如來佛，大雄寶殿，希望死了以後，不是黑白無常來帶我，而是釋迦牟尼佛，然後有一天我真的看到了，釋迦牟尼佛全身古銅色的，好莊嚴，我在想我是何等人，可以見到祂，後來我把這件事告訴家人，他們都說我神經病。」

坐在一旁的先生也跟著開口：「我都跟她說，家裡不會有這些東西，她也跟我說要在我的身上打洞，把蜈蚣抓出來，不然就是說一到晚上感覺很想殺人，但她不會真的去做。記得有一次晚上全家人吃飽了，坐在客廳看電視，她突然轉頭跟兒子說，要拿冰塊幫他先冰敷，然後要刺一個洞把身體裡的筋抽出來。到了隔天，她自己也嚇一跳，還說怎麼會有這種想法，自己是一位殘忍的媽媽，所以之後就叫家人不要坐她的旁邊，不然一看到腳，就會想要把腳筋抽出來，家人都知道她生病了，真的很擔心。」

「我都不敢跟家人講，說了又怕他們會罵，我兒子說我有神經質，想太多了，所以才會變得頭腦遲鈍，現在連最基本的煮菜也沒辦法，平時都是先生買回家吃。」黃女士即使跳著段落描述所見之事，但那些可怕的景象卻栩栩如生，令人不寒而栗。

「好了喔！阿姨，陳醫師還有很多病人還沒看，我們改天再聽你說。」陪同查房的專師趕緊出手解圍。

聽完黃女士的故事後，我緊接著往下一間病房，離開前不忘給她鼓勵與信心，也請家屬放心，等手術之後一切就能恢復正常生活。

手術進行當順利，黃女士住院一週後即返家休養。術後逐漸復原的她，在回診時我再次問起那些曾經看過的白蛇、蜈蚣時，她表情尷尬地笑著說：「再也沒出現了，現在都恢復正常。」

一旁的先生及兒子則是開心不已，從前那位和藹可親的「妻子」、「媽媽」又重回到家庭的懷抱。

全家人不斷道著感謝，這一次我不僅把病治好了，同時還成功降妖除魔。

健康小常識

腦瘤根據腫瘤壓迫的位置，出現的症狀各有不同，一般壓迫到運動區就會出現手腳無力，壓迫到感覺神經則會手腳出現痠麻，若壓到語言區時，語言的表達就會出現異常，這些從外觀上很容易察覺。

不過也有一些是較為罕見的腦瘤伴隨視幻覺，或是出現非邏輯性重覆問話等狀況，即使腫瘤屬於良性，但隨著時間慢慢增大時，可能會壓迫到鄰近腦幹，使得腦壓愈來愈高，最後導致昏迷，甚至死亡的可能。

提醒，若有伴隨頭痛、頭暈時，就要提高警覺，最好到醫院找專科醫師做詳細檢查。

腦瘤

記憶力當機

一般人記憶力在六十歲之後開始退步，不少人認為上了年紀，記憶力衰退是一種自然老化現象，但是若又伴隨著腳無力、頭暈等症狀，那可就不是單純的老化問題。

有位六十一歲的阿財來自馬來西亞，家中從事賣鞋生意，多年的工作經驗讓他離不開對數字的敏感度，不過從二〇一八年開始卻出現記憶力衰退，不只是經常忘了東西放在哪裡，甚至有一次開車出門還掉進水溝，家人嚇得不敢再讓他獨自出去。

大家都以為阿財是老年失智，在馬來西亞看了老人科，醫生表示檢查後沒有問題，於是再幫他轉到神經內科，沒想到經過磁振造影檢查之後，驚見腦袋裡有一顆三公分腦瘤。

「他的腦瘤位於腦幹附近，手術風險相當高，建議做保守治療就好。」醫生宣布。

「什麼？就這樣放著？」全家人立刻緊張起來。

「可是，那個瘤不會惡化嗎？就這樣一直把它放在腦袋裡，真的沒關係？」

醫生沒有多作回應，阿財和家人直接被護士冷冷的請出診間外。

接下來的日子，全家人輪流帶著阿財到處找醫院，但跑了一家又一家，醫生都表示手術成功機率很低，甚至之後可能會眼睛瞎掉、變成植物人，還有醫生評估他只剩下兩年的壽命，建議不要動手術。

直到二〇一九年四月，阿財的雙腳愈來愈無力，不僅經常在浴室裡跌倒，甚至還出現尿失禁，生活上慢慢變得無法自理，讓家人非常擔心、難過。四處詢問之下，最後靠著馬來西亞的慈濟志工協助聯絡，在七月輾轉來到大林，並由院內的國際醫療中心專責同仁幫忙後續就醫與住宿相關事宜。

「全家人生平第一次出國，一路上還得幫爸爸克服搭乘交通的問題，果然皇天不負苦心人，終於讓我們找到能救爸爸的醫生了。」阿財的小兒子說，這趟辛苦的跨海求醫，一家人終於在門診中得到希望，但老天爺總是考驗不斷，指引了這條明路，卻又得面對下一個挑戰。

門診中，我看著他們從馬來西亞帶過來的磁振造影檢查影像，心中暗想，他們完全不知道這是一場生死的決戰，即使在擔任住院醫師的時候，我也沒看過這種腦瘤，從片子上看起來約有五公分大了，而且已經有看到水腦症（註1）的現象，加上腫瘤位置很深，目前看起來像是腦膜瘤，多數屬於良性腫瘤。

我告訴他們，現代醫療科技進步，三公分以內的腫瘤不算太大，以目前在臺灣的標準治療，應該可以嘗試做加馬刀，也就是說不用開刀的方式，直接用放射線治療即可，但若是腫瘤已經大於三公分以上，再用此治療方式就會提高危險性，效果也會大打折扣，所以通常都會建議開刀。

原以為腫瘤如同小兒子所說的三公分大，但其實帶過來的檢查影像，已經是兩年前的片子。

「必須再重新照一次看看。」果然不出我所料，磁振造影檢查後，發現腫瘤已經長大至六公分，同時還引發嚴重水腦症。

「主要是因為腫瘤的位置壓迫到大腦的出水口，所以積水積得很厲害，腦也非常腫大，若是不趕緊處理，很快就會有生命的危險。」我說。

聽完了我的話，阿財的太太與小兒子顯得更慌了，因為當地醫生只告訴他們，嚴重時可能雙眼失明、變成植物人，卻沒提到也會有生命危險。

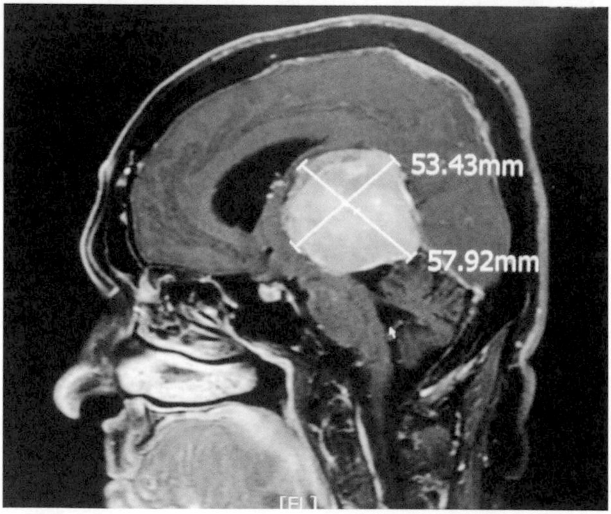

阿財經由磁振造影檢查後，發現腫瘤已經長至近六公分大，同時還引發嚴重水腦症。

「這個腫瘤位置很特別，又這麼大，老實說，治療上很困難，但不治療會有麻煩，從全球的文獻資料中，類似這種瘤只有五十例，相當罕見。」我把話說的很直接。

「陳醫師，拜託您救救我爸爸。」小兒子眼中含著淚水央求著。

「你放心，我會幫他做手術，但是這個腫瘤長的位置較為罕見，不僅非常深，還位於大腦的中心，若是將腦用一個球心來看，腫瘤就是位於球心的位置，不管從哪裡開進去，距離都是最遠的，而且腫瘤目前已經大到壓迫腦幹變形、水腦症，使得風險再度提高。」我說。

「我們相信陳醫師，一切都聽從您的安排。」小兒子說。

「我會盡全力。」我誠懇的給予承諾。

手術前評估阿財的腫瘤又深又腫，若沒有讓大腦先消腫，幾乎沒辦法開，於是我先置放引流管，在腦神經被壓損前，及時引流腦脊髓液，等到腦消腫之後腫瘤再慢慢移除。

顯微鏡手術主要功能包括放大、立體以及光罩照明要相當清楚，否則進入到大腦深部裡面將無法分辨，因為此類腫瘤周邊分佈許多微細的血管和神經，若沒有藉由顯微鏡的輔助，將所有的腫瘤及神經都分辨的很清晰，就無法把腦部的功能保留到完整，也難以將腫瘤完整的切除。

手術進行過程中戰戰兢兢，除了得小心避開腫瘤周邊的大血管，以及神經、腦幹、視覺區，同時還要注意這一帶的血管豐富，容易出血等問題，特別是腦裡面最重要的靜脈，若是靜脈阻塞就會造成中風，甚至引發出血而死亡。手術將近十個小時，最後終於順利摘除腫瘤。

術後的阿財住進加護病房，卻不知怎麼就是醒不過來，昏迷了三個禮拜，連我自己都開始懷疑，這個病人是不是就要走了，心中不由自主難過了起來。但只要一想到家屬飄洋過海來大林求醫，不畏奔波勞苦，對我們醫療團隊百分之百的信任，完全沒有任何的質疑，頓時又讓我有了前進的動力，想盡各種可能的治療方法。

辛苦總算有了代價，阿財的生命出現了奇蹟，後續轉入普通病房逐漸甦醒過來，每天藉由復健慢慢重拾健康。他從一開始還無法完整口語表達，直到出院前已能清楚用簡單的詞句說出自己的想法，讓全家人都相當開心。

「爸爸，我推你出去走一走。」小兒子推著坐在輪椅上的父親，前往預計讓他驚喜的慶生會現場。

住院三個多月以來的照護，病房護理師及國際醫療中心專責同仁，與阿財培養出濃厚的情誼，大家準備在他出院之前，為他舉辦一場小而溫馨的慶生會。

「祝福你無量壽福、祝福你無量壽福。」病房中由外科加護病房主任、外科護理專師、人文室、志工及國際醫療中心專責同仁，為坐在輪椅上的阿財唱著祝福歌曲。

「謝謝你們的照顧。」戴著鼻胃管的阿財發出模糊難懂的聲調，一字一字慢慢拼湊成一句話。

站在一旁的小兒子趕緊幫忙翻譯，告訴大家，爸爸說很感恩，因為這裡每一個人對他的愛及用心照顧，今天才能再度重生。

隨著祝福的歌聲中，站在一旁的太太與阿財、小兒子合力吹熄蠟燭，並且許下成為慈濟志工助人的心願。

出院後第一次回診，阿財竟然不用助行器輔助行走，緩緩的一步步走進診間，然後用著清楚有力的表達方式向我問好。

「陳醫師好。」

「出院之後都還好嗎？」我問。

「一切都很好，而且我很努力做復健。」阿財回答。

「非常謝謝陳醫師幫我做了手術，讓我今與以往不一樣，精神上、記憶力、體力等，都比以前還要好，真的很感恩你們，讓我今天可以這麼穩的站在這裡。」

阿財雙手合十表示感恩之意。

「好，好，好，來這裡坐著。」我請他先坐下，後續說明相關回診事宜。

「像這種腦膜瘤是一種容易復發的腫瘤，通常在術後三個月會再做一次磁振造影，確認是否有殘餘的腫瘤，接著半年一次做追蹤，若沒有復發，五年後再追蹤，接著就一至兩年再追蹤即可。」我說。

「太好了，謝謝陳醫師。」一家人開心的不斷道感恩。

「我們要回馬來西亞了，可以與您合照嗎？」阿財就像多年不見的老朋友，沒有生疏的醫病距離感，雙手自然的搭在我肩上拍照，為此刻留下永生難忘的回憶。

隔年醫院二十週年院慶活動中，阿財透過現場視訊連線現身說法。他說，現在不僅加入慈濟志工行列，而且三代同堂也都響應吃素，身體愈來愈健康，記憶力也比以前更好了。全家人除了感恩醫療團隊之外，更發願要讓生命發揮良能，在未來的菩薩道上繼續發光發熱。

註

1：水腦症俗稱腦積水，為腦神經外科最常見的問題，通常指腦脊髓液不正常的堆積在腦室裡，造成腦神經組織的壓迫，臨床表現除步態不穩外，還常伴隨有輕微痴呆、尿失禁等症狀。

健康小常識

腦膜瘤為排名第二常見的原發性顱內腫瘤，每年發生率約每十萬人當中有六人，而且任何年齡皆可能發生，尤其是好發於三十至五十歲的成年人，當中以女性居多，男女比率約為一比二。

腦瘤會根據不同的位置有不同的症狀，臨床表徵多以顱內壓力增高造成頭痛、頭暈、記憶力減退、視力減退等症狀，其他神經症狀包括肢體偏癱、雙側或單側下肢無力、步態不穩及癲癇發作等表現。像這位病人就是因腫瘤大導致腦壓升高，引起視力模糊、頭痛，加上水腦症，使得步態不穩，記憶力減退，出現類似失智現象，若發現有以上症狀，最好找專科醫師做詳細檢查。

腦下垂體腫瘤肢端肥大症

變臉記

一九九七年一部經典動作片《變臉》轟動全球，內容描述一名聯邦調查局探員與恐怖分子劫匪，通過換臉技術交換身分，潛入調查炸彈恐攻的犯案細節，最終擊敗劫匪的故事。若從當時的醫療技術來看，換臉只是存在於科幻劇情中誇大不實的情節，不過隨著科技的進步，現今透過醫學美容整形技術，如同變魔術一般，確實能將一個人徹底「改頭換面」。

但這樣的事，若不是經由醫美的大改造，而是自然地發生在同一人身上呢？

診間裡的黃女士個子並不高，但外表卻讓她顯得相當粗壯，一對突出的大眼睛、厚重嘴唇以及巨大的鼻子，從門診走進來的時候，我一眼看到臉部與手腳，大概就知道是腦下垂體瘤合併肢端肥大症的病人。

「陳醫師，因為我長期都會頭暈、頭痛，當時以為自己是高血壓，所以都到鄰近診所拿降血壓的藥在吃，可是不知道怎麼了，我的臉好像隨著時間慢慢在改變，不只頭、鼻子部位的骨頭長大而變形，就連牙齒也快掉光了，手腳更是粗大的像巨人一樣，是不是得了什麼怪病？」黃女士擔驚受怕的心情溢於言表。

我請她伸出手，仔細端詳那雙已經肥大變形的手指，再看著她臉部兩頰突出變寬、嘴唇增厚、鼻子及舌頭變大的樣子，然後告訴她：「放心，妳這個不是什麼怪病，我先安排磁振造影檢查，等做完之後再回來門診看報告。」

雖然心中有數，但我還是請病人先做完檢查，再看結果決定治療的方向。門診護理同仁接著從印表機裡拿起檢查單一一蓋上印章，正準備與病人及家屬說明安排檢查等相關事宜，突然間，站在一旁的先生趕緊上前補充：「醫師，我太太她十年前並不是長這樣子的，原本相貌很清秀，又喜歡拍照，可是突然手和腳慢慢變粗，後來以為是中年發福造成，所以也就沒再理會，但怎麼臉跟著慢慢改變，簡直變了另一個人，我幾乎都認不得她了。」面對枕邊人的巨大改變，先生顯得極度惶恐不安。

黃女士從一位原本愛打扮、愛拍照，最後變成看到相機就產生了厭惡感，甚至因為外表變形而產生嚴重自卑的心理，總覺得自己好像變成了怪物，最後連鏡子都不敢照。

「親朋好友看到我都嚇一跳，一直追問為什麼會變成這樣，還有一些朋友因為害怕而不敢接近我，以為是得了什麼怪病，就連先生也因為我變醜了，態度感覺很冷淡，那時候真的很痛苦，只想關在家，完全不想出門。」黃女士說出了罹病後的苦悶心情。

「妳怎麼這樣想，我是擔心你的疾病無法治好，所以心情很差，並不是刻意對妳冷淡。」先生急忙解釋。

黃女士根本不想搭理先生，坐在診間的圓形椅上，臉色陰沉了下來，彷彿被世界遺棄在角落，只剩下孤單的自己。

秉持著同理心，我試著從病人的角度去思考事情，並且保持客觀中立的立場，當一個人在生病之後難免感到焦慮不安、害怕失去，更何況隨著樣貌改變而逐漸失去的信心。所以有時候，在治療病人的過程中，他們願意敞開心扉分享自己的人生故事，那正是因為病人的信任，所以讓醫病之間變得沒有距離。

其實，人與人之間要互相信任，本來就有一定的難度，更何況現今的醫療糾紛何其多，不管醫生對還是病人有理，兩者之間往往在不同的意見之下，進而演變為一種不信任。

回診的那一天，黃女士與先生仔細聽著解說。我告訴他們，從磁振造影檢查影像中，確認腦下垂體長了一顆二點六公分大的腫瘤，而且是罕見疾病的肢端肥大症所引起的問題。

通常腦下垂體瘤合併肢端肥大症，治療上多以外科手術為主，且兩公分以下的腺瘤，六成都有痊癒的機會，但若是無法切除乾淨，則可利用藥物或放射治療，透過體抑素來抑制生長素的分泌，以降低併發症的風險，同時必須持續接受後續治療及追蹤，控制生長素等因子。

黃女士當下控制不住情緒哭了出來，站在一旁的先生趕緊摟著她的肩膀安慰著，叫太太不用過於擔心，並告訴她，這個疾病又不是什麼不治之症，況且還有手術可以治療、有藥可以打，已經算很幸運了，之後的事就安心交給醫生處理吧。

擦乾眼淚，夫妻倆這次同心一致認為，立即安排做手術才是最好的選擇。

手術中，我利用經鼻內視鏡手術及3D定位手術導航系統加以輔助，精準從鼻腔進入到腦下垂體腫瘤處做腫瘤切除，免於以往打開頭蓋骨的大傷口手術，達到傷口小、快速到達病灶、降低病人手術併發

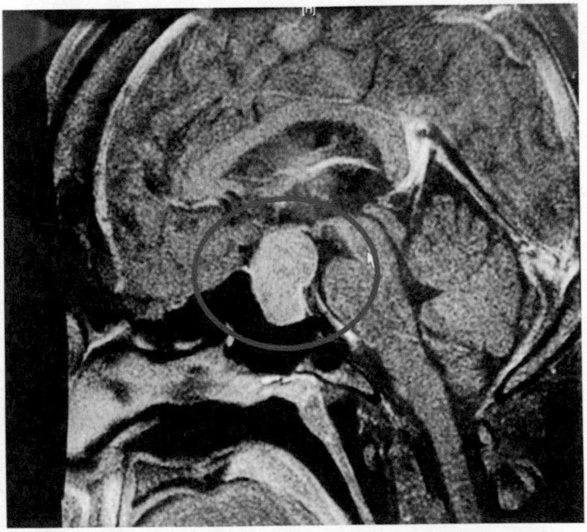

從磁振造影檢查影像中，確認黃女士腦下垂體長了一顆二．六公分大的腫瘤（圓圈處），且為罕見疾病的肢端肥大症所引起的問題。

症等優點。

「一切都相當順利。」我走出手術室告知家屬。

「感謝醫生，謝謝您救了我的太太。」先生不斷點頭道謝。

住進普通病房的黃女士恢復狀況良好，即使面對回不去的容貌，卻也試著坦然接受，因為她知道，就算擁有再好的美貌，失去了健康也是枉然。

出院之前，她滿懷感恩向我道謝，並允諾往後的人生絕不空過，一定要讓每一天活得更加精彩。

健康小常識

腦下垂體瘤約占所有顱內腫瘤的百分之十至十五，功能性的腦下垂體瘤會分泌像泌乳素、生長激素、甲狀腺素等，可能造成不孕、肢端肥大、巨人症、甲狀腺機能亢進；非功能性腦下垂體瘤，小的可能無明顯症狀，大的則會壓迫視神經產生視野缺損，甚至會有腦下垂體功能低下的情形；其中較危急的是會有突發性腫瘤內大出血，引起突然間的視力減退、視野縮小，嚴重者甚至有失明及意識昏迷的可能。

腦下垂體腫瘤治療需依照是否有分泌激素，或壓迫視神經考慮不同的治療法，有些可以單用藥物治療，有些則需手術後視腫瘤狀況及激素分泌情況輔助電療或藥物治療。若不接受治療，可能因為腦下垂體功能低下，沒有適當補充荷爾蒙導致抵抗力減弱，一旦發生感染，將造成敗血症等合併症，甚至死亡風險。

提醒若有發現類似症狀，就要提高警覺，儘快找專科醫師檢查確定病因，把握治療黃金期。

動靜脈畸形破裂

爆破的腦炸彈

一位熱愛籃球的十六歲少年簡小宇，球場上是他叱吒風雲、揮灑汗水的沙場，卻沒想到一瞬間突如其來的頭痛，竟讓他從鬼門關前走一遭。

傍晚五點落日餘暉，微風吹拂，涼爽氣候正是運動的好時光。小宇如往常般，下課後和幾位同學在籃球場上展開激烈廝殺，忽然頭部一陣劇烈疼痛，早就習以為常的偏頭痛，想著下場休息之後就能得到緩解，不料這次的疼痛來勢洶洶，絲毫沒有要放過他的意思。

同學們都很擔心，要他先回家休息，小宇無奈只好騎車返家，他心想，或許洗完澡、睡一覺就會好轉。直到簡爸爸下班回到家，發現小宇的車子在，於是喊了他，確認孩子是否已經平安回來，突然二樓的房間傳出叫聲。

「爸爸可以上來一下嗎？」小宇告訴父親他剛剛在球場頭痛的事。

簡爸爸心想，最近天氣轉涼，加上孩子激烈運動流汗後吹到冷風，應該感冒了，於是下樓拿止痛藥給兒子吃。直到媽媽下班回到家，小宇也告訴媽媽頭在痛的事。

「我先去煮晚餐，你躺著休息，等一下帶你去醫院。」媽媽想著等家人吃好晚餐再出發，沒想到飯才剛吃完，正在收拾清理餐桌，聽見二樓陸續傳來小宇到廁所嘔吐的聲音，不免擔心起來。

「那時候，以為只是感冒型腸胃炎引起的症狀。」媽媽上樓查看孩子的情況，只見小宇站在廁所門口，用一隻手扶著牆支撐身體，嘔吐不停且呈現噴射狀的方式，隨著蹦的巨大聲響，立即昏倒在地。

「趕快上來幫忙，快一點。」媽媽緊張的叫喊。

簡爸爸隨即衝上樓，要送兒子去掛急診。小宇體型高大，好不容易背下樓了，緊接著抬上車也是費盡九牛二虎之力。

到醫院短短的十分鐘路程，小宇忽然喊了一聲頭好痛，之後便失去了意識，到急診室，他意識變得模糊、抽搐，現場三、四位醫生見情況危急，趕緊圍過來處理，並詢問簡爸爸剛剛發生了什麼事，以及來院前的經過。

一陣忙亂中，簡爸爸也不知從何說起，只說了他在家中喊頭痛、吐了兩次，醫生表示初步看起來像是顱內出血，進一步詢問病人有沒有車禍或跌倒、撞到等情況，後續緊急推床至檢查區做電腦斷層檢查。

「剛剛檢查結果為腦動靜脈畸形破裂併大出血，目前昏迷指數只有三，生命垂危。」急診醫師一邊宣布，同時拿了病危通知書給他。

「現在是什麼情況？不是普通感冒而已嗎？」簡爸爸一時會意不過來，茫然看著醫生。

「不知道能不能救的活，救的活也不知道會不會醒，醒了以後也可能是四肢癱瘓，那你要不要救？」

「當然要救，他還那麼年輕，怎麼可以不救。」簡爸爸二話不說，當下迅速給了答案，病危通知書的事早已拋到腦後。

「我們已經聯絡腦神經外科值班醫師吳宗憲，他已經請開刀房做準備，等一下會過來和你們說明。」急診醫生告知目前處理的情況。

由於小宇的媽媽為院內同仁，同事之間大家都很熟，情急之下撥了一通電話給我，諮詢相關病情與手術事宜，並希望我也能一起幫忙。

我告訴她，我與吳宗憲醫師共識了十多年，一路看著吳醫師成長，他的能力我非常信任，請她安心把兒子交給吳醫師，更何況現在情況危急，不趕緊開刀會有生命危險。

過沒多久，吳宗憲醫師前往急診和小宇的父母說明手術部分。

「剛剛已經看過片子，從電腦斷層檢查中發現右邊腦部大出血及腦腫，進一步確認為腦動靜脈畸形破裂，合併腦出血及硬膜下出血，壓迫腦幹，情況相當危急，若不趕快處理，之後可能腦死或死亡。」

「拜託吳醫師，孩子都交給你了。」

時間一分一秒過去，人潮漸漸散去，兩個人恍恍惚惚徘徊在此刻大致空空蕩蕩的醫院長廊上。夫妻倆連夜守候開刀房門外為孩子祈禱。

吳宗憲醫師在手術中，發現小宇因為腦動靜脈畸形破裂後持續再出血，手術第一時間把頭蓋骨打開，清除血塊，解除對腦幹造成的壓迫，因為動靜脈畸形位置較深，加上腦腫脹，增加手術上的困難度，還要找到血流的供應來源，同時要在不傷及腦組織的情況下，將周邊腦組織剝離，才能順利把畸形的血管摘除。

手術中動靜脈畸形血管充血持續大量出血，導致小宇的血壓一直在下降，當天輸血量六千毫升。一個健康的成年人，全身的血量大約是體重的十三分之一，以體重六十五公斤為例，全身的血量約有五千毫升。

吳醫師形容，這是歷年來遇過最棘手、困難度最高的一次手術，手術室裡就像砲火猛烈的戰場，正如孫思邈曰：「人命至重，有貴千金，一方濟世，德逾於此。」軍隊關乎國之存亡，醫者關乎人之生死，軍人的使命在硝煙瀰漫的戰場，醫師的使命在手術臺和病房。三個小時後，手術順利成功救回寶貴生命。

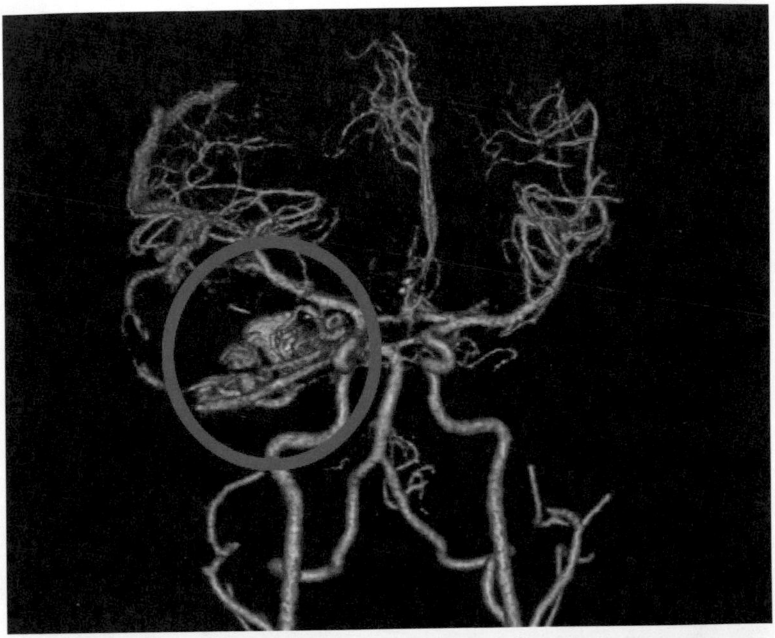

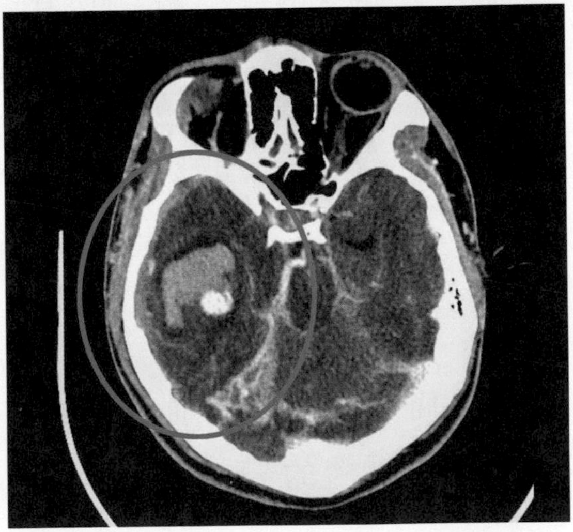

電腦斷層血管攝影檢查，紅圈處為動靜脈畸形（上圖）。

電腦斷層顯影檢查，圓圈處為動靜脈畸形破裂出血（下圖）。

但是，難關還沒過完，緊接著在醫院十多天的日子，簡爸爸說，每次聽到的都是「我們會再努力」，沒有一次是宣布好消息。

小宇在加護病房住了三個多禮拜，幾乎都是昏迷狀態，偶爾手指頭會微微動一下，全家人每天都是以淚洗面，擔心他這輩子就只能這麼活著。除了探病時間的陪伴，家人利用晚上相聚時間，在自家佛堂日日讀經、拜經祈福。

經過醫護團隊細心的照護，小宇在外科加護病房中慢慢恢復清醒，經由腦血管攝影檢查顯示，腦部還有另一個腦動靜脈畸形，為了防止再次破裂出血，告知父母最好考慮手術移除。

「第一次的手術是救命，第二次的是做預防性處理。」趁著到病房查房的時間，我每天都會特別過去看看小宇恢復的情況，順便給予父母鼓勵及建議。

「他的命可以救回來，現在還能回到正常模樣，真是一個奇蹟。」簡爸爸眼眶泛著淚說，直到現在仍無法置信，當時在急診接到了病危通知書，以為與孩子的緣分就要到此結束。

經歷了三個多月的住院日子，小宇每天藉由復健逐漸找回健康，但卻也在這段腦部恢復的過程中而不斷「失控」。

「復健過程其實才是最辛苦的，除了要把握復健期黃金時間，家屬同時還得承受病人的情緒問題，真的很不容易。」簡爸爸只要提到與兒子一起做復健的過程，總是覺得好氣又好笑。

「我知道他的意識不是很清楚，常常現實與夢境無法分辨，有時候會說床邊有站奇怪的人，有時候又會突然抱住照顧的護士，甚至也會排斥做復健，想要打復健師。」其中讓簡爸爸印象最深的一次，是沒閃掉兒子突然揮來的那一拳。

復健過程不到三個禮拜，小宇從只有手指頭會動、坐輪椅的狀態，接著慢慢能走路，也可以與人正常交談，恢復的相當快。

出院後經過五個月的恢復期，小宇和父母為了另一個腦動靜脈畸形再次來到醫院。我告訴他們，目前治療方式主要有三種，包括開刀、血管栓塞及放射治療。栓塞方式為利用膠水將畸形血管瘤栓塞，大部分使用在輔助手術上；而以立體定位放射線手術治療，則是以放射線照射病灶，使得病灶血管內皮增生變厚，逐漸將畸型的血管堵死，雖然免去患者開刀之苦，但由於血管增生需要六個月至兩年，在這段期間內，仍存有出血的可能。

經過一陣討論，父母決定做手術一勞永逸，而這一次由我執刀，以回應家屬的期望。小宇住院十四天之後，順利恢復出院，在歷經八個月的復原期，已經如願重回最愛的籃球場。

啟業初期，因為沒有醫生，一人身兼主任、主治醫師和住院醫師，三百六十五天都不敢離開醫院。急診外傷、頭部外傷，或者中風病患都要 call 我，每次只要 BB. call 響起就要立刻趕回醫院，曾經一夜之間被 call 了七次。這種艱難的處境，一個人獨撐四年，現在終於後繼有人。

回首我們醫院這幾年來，和小宇同樣的個案不計其數，這類疾病屬於急迫、重症、困難、罕見，醫療團隊若沒有受過專業訓練，很難在三十分鐘內送達開刀房進行手術，搶救生命。

我們固守在這片土地，秉持證嚴法師的一念悲心，不再讓病人南北奔波，到這裡的每一位病人，都要把他治療好，即使有的無法完全治癒，也要讓病患得到最好的照顧。急重症醫療是醫療的核心，我們一定要做好，讓所有的鄉親有所有依靠。生命只在呼吸之間，若是沒有優質的醫療團隊，急重症團隊的醫療網也無法建立的如此完善。

健康小常識

動靜脈畸形這種先天性的血管畸形以二十歲以下居多，就像一顆不定時炸彈般放在腦中，畸形會隨時間變大而出現癲癇、慢性進行性半身無力、頭痛等症狀。由於腦部的動靜脈畸形動脈、靜脈間無微血管存在，動脈血會直接流到靜脈，當靜脈壓力大時，易導致血管破裂出血。

根據統計，百分之十的患者會因出血造成死亡，百分之三十至百分之五十的患者會造成永久性的神經功能損傷。提醒民眾，一旦突發劇烈且持續的頭痛或遲發性癲癇、慢性進行性半身無力時，最好找專科醫師進一步檢查，以避免遺憾發生。

第四腦室表皮樣囊腫

腦內藏珍珠

明朝科學家宋應星的《天工開物》的〈珠玉〉篇中，描述凡珍珠必產蚌腹，映月成胎，經年最久，乃為至寶。由此可見，古人表達對於珍珠的美態與其尊貴不凡。但這珍珠若不一定是必產蚌腹，而是出自於腦袋之中？

門診裡的五十三歲呂女士，主訴經常頭暈、頭痛，到醫院檢查後一切正常，不料接踵而來的牙痛讓她四處求助牙醫，卻在拔了五顆牙之後痛不欲生。

「我本來以為頭暈、頭痛只是單純婦女病，到鄰近醫院做完腦波檢查一切正常，所以後續也沒多想。」呂女士說，每次只要疼痛一發作，就會喝黑咖啡來緩解頭痛，但隨之而來卻又換成牙痛。

「你應該跑了很多間牙科吧！」我說。

「是啊，陳醫師您真厲害，我不只是看了牙科，還因此被拔掉好多顆牙，真的很冤枉。」呂女士露出無奈的表情。

她說，原本每半年洗牙一次都很正常，但是自從兩年前牙痛開始，每次洗牙之後就疼痛難耐，醫生說可能是神經鈣化，建議把有問題的牙齒拔掉，後續也接受拔牙，陸續共拔了五顆，只是沒想到裝上假牙之後難受到不行，最後牙醫師還建議做根管治療，弄到後來整口牙齒都快被拔光了。

「拔牙沒有改善症狀，你沒再轉到別的科看嗎？」我好奇的問道。

「有哇，朋友後來介紹一間很有名氣的大醫院，我還特地一大清早跑去排隊等掛號。」

呂女士輾轉又到神經內科看診，醫師從腦部檢查影像中發現疑似腫瘤的東西，後續並協助轉至外科。第一次的腦部電腦斷層檢查結果，告訴她腦袋裡長的是水泡，接著進一步磁振造影檢查後，判斷可能是水瘤，而且腫瘤已經壓到小腦及腦幹等生命中樞，醫生直白說明腫瘤位置特別危險，使得手術風險增高，但若是不趕緊開刀處理的話，可能隨時會有生命危險。

通常一般民眾聽到醫生說要動手術，還是難免「貨比三家」，比較哪一家的醫院好，哪一位的醫師技術精湛，但呂女士卻是帶著一種被判了死刑，無從選擇的心情走出診間。

「當醫生告訴我，手術風險這麼高，成功機率卻很低，但不開又會有生命危險，這些話瞬間將我推到萬丈深淵裡，好像開不開都得死。當時我就想，才五十多歲而已，人生還有很多未完成的事，面對這樣的抉擇，內心非常煎熬。」呂女士臉上難掩悲傷的表情。

聽到這裡，忽然讓我想起之前的一位病人，擔任學校輔導老師的他，形容以前的我總是想著先把事情處理好，完全沒有考慮過感性問題，但現在已經懂得解決事情之前先處理病人的心情。通常刻意壓低手術成功機率，那是因為很多醫師被告怕了，根本管不了病人的心情如何，醫病之間也就是夾帶這層醫糾的緊張關係，因此顯得格外冰冷、不近人情。

醫生從穿上白袍起，不就是要努力從絕境中帶給病人生存勇氣嗎？每位患者，都將生命及所有希望託付到醫師的手裡，這就是醫者所必須肩負的使命感。

「一直到了這裡，我才像是在一片漆黑中看見一縷燭光。」呂女士在姪女的推薦之下，滿懷希望來到了大林。

經過再次詳細檢查，確認她的腫瘤為第四腦室表皮樣囊腫，而且近五公分的腫瘤已經壓迫腦幹嚴重變形。我告訴她，最好趕緊安排住院動手術。

「真的可以開嗎？那會不會死？」

「不用擔心，你這個是良性瘤，開刀拿乾淨就好了，現在不手術才會有生命危險。」我直白的說。

呂女士的腫瘤長在腦幹旁，第四腦室位置，這種瘤在腦瘤裡面較為罕見，大約占腦瘤的百分之零點五左右，加上長的位置也很特別，而且腫瘤會沿著神經孔鑽到三叉神經位置，到第七條顏面神經，出現症狀包括牙齒痛、臉麻、流口水、頭痛、頭暈、吞嚥困難等，若不手術切除恐有生命危險。

「此種類別的腫瘤在胚胎發育過程中，因為細胞長到神經裡面，接著再慢慢形成類上皮囊腫，多數為良性，生長緩慢，早期無明顯症狀，但腫瘤若生長到一定的體積之後，壓迫神經就會出現不適感，不過切除乾淨症狀即能得到解除。」手術前的查房，我再次詳細與呂女士和家屬說明，請她安心等待開刀。

過沒多久，呂女士在輸送人員協助之下，輪椅推往麻醉評估診間，待完成一切手術之前的評估後，隨即進入開刀房由護理人員接手，同時為她蓋上一件暖被。

手術中，進入腦部生命中樞腦幹附

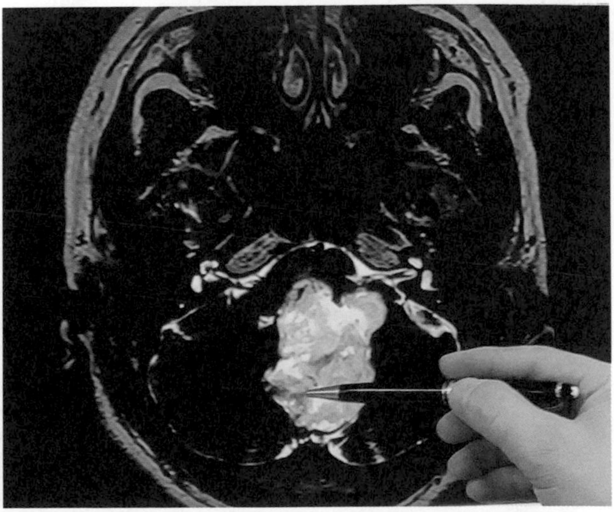

呂女士的腫瘤長在腦幹旁，第四腦室位置，這種瘤在腦瘤裡面較為罕見。（攝影／江珮如）

近，隨即看到數顆宛如珍珠般閃閃發亮的腫瘤，其柔軟且完全無血管分佈。這種手術並不困難，只要將珍珠瘤的觸角深入腦部每一間隙，小心完全切除即可。由於後續電療效果有限，也沒有什麼化學的治療方法，所以盡可能將腫瘤清除乾淨。

順利從加護病房轉入普通病房的呂女士，症狀已經獲得明顯改善，不僅走路步態穩定，牙齒也不再疼痛了，她開心的笑著說：「陳醫師，初次在門診看到您，一頭銀白色頭髮，不苟言笑，外表讓人不由自主肅然起敬，但只要與您熟識之後，往往不需要過多言語，必然都會被您那顆真誠

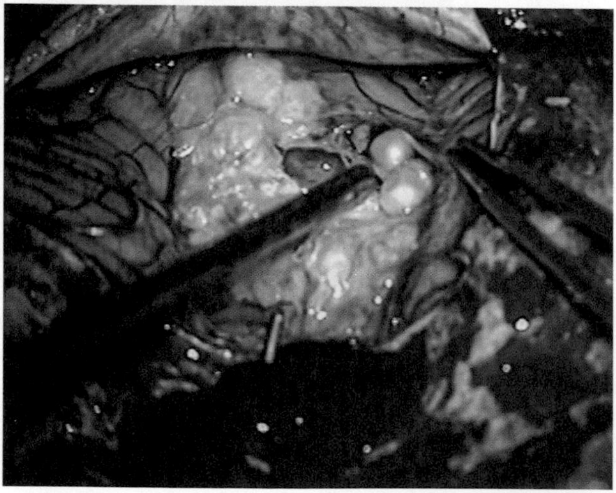

呂女士的手術中，進入腦部生命中樞腦幹附近，隨即看到數顆宛如珍珠般的腫瘤。

坦率的心，以及為了病人無所求的真情所感動。」

我給了她一個微笑，隨後調侃地說：「你藏在腦袋裡的珍珠被我取走了。」

「謝謝陳醫師把它拿走，否則我這條命可能就沒了。」呂女士此刻臉上的笑容，就像窗外的陽光一樣燦爛。

健康小常識

不少腦瘤的病人，一開始都是因為三叉神經痛而前來就診，有些則是因為水腦而阻塞腦室導致水腦症，使得走路不穩，或者已經壓迫到顏面神經麻痺時，才出現明顯症狀。腦部的表皮樣囊腫為良性瘤，且可以完全被切除及保留所有腦組織與腦神經，因此預後良好，最好在確定診斷之後，把握黃金治療時間，以免延誤病情而導致生命危險。

腦膜瘤

腦袋裡的雞蛋

《阿良的歸白人生》透過書籍與大愛劇場的呈現，帶大家看一位從小誤入歧途的少年，如何走出沉淪二十年吸毒的真實人生故事。劇情中的男女主角擔任慈濟人文真善美志工（註1），做志工之前的阿良因為吸毒、入獄，最後在母親與妻子的規勸和陪伴下終於浪子回頭，成功擺脫毒品，更成為反毒志工走進校園、監獄等地，以自身戒毒經驗，四處巡迴演講現身說法。

儒家有言：「生命知之，習而知之，因而知之。」當生命中的某一階段處於困境時，其實正是領悟較高生命智慧的深奧時刻。夫妻倆原本以為已經走過人生的急轉彎，卻在不經意的時候又接到了老天爺的考驗。

「陳醫師，這是斷層掃描的檢查片子，麻煩您了。」謝師姊遞過外院檢查影像光碟片，她的先生阿良則幫忙提著包陪同在旁。

這是第一次見到她，大大的黑色粗框眼鏡下，散發著一種復古文藝氣息，言談舉止自然大方、不拘謹，令人印象深刻。

「等一下先到影像醫學科存片子，完成後再過來。」我開了一張單子給她。

看過五位病人後，檢查影像迅速傳到醫療系統，謝師姊由門診護士叫號再次進入診間。

我從電腦裡點了她的病歷號，隨即進入檢查報告資料系統，外院電腦斷層檢查影像清楚可見那顆腦瘤，但為了更清楚確定瘤的生長位置與大小，我告訴她還要再透過磁振造影檢查，可以更了解腫瘤的質地與周邊腦組織的關聯，例如腫瘤有沒有和旁邊的大血管或腦神經有牽連，磁振造影檢查可以比電腦斷層檢查得到更多腫瘤與鄰近組織的關係，對於開刀的路徑規畫極有幫助。

謝師姊點頭表示同意，接著開始主訴在這段時間，總覺得頭部有重重的東西壓著。我告訴她，確實是有東西壓著，建議這顆腦瘤要趕緊處理掉，才不會造成更大的後遺症。

夫妻倆都贊同快點安排手術時間，等待下次回門診時確認磁振造影檢查結果，到時候即可簽寫手術同意書。

謝師姊從事寫作工作，她說，一年前開始覺得打電腦、握滑鼠、打鍵盤等動作，右手都會頻繁出現麻木感，原本以為是工作太過勞累所致，麻痛一天、兩天應該就會消失，或沖熱水澡就會好，但沒想到後來症狀一直持續，有時甚至麻到感覺拿東西後，手指都會放電，這些症狀連續十幾天，從輕微一點點，慢慢從肩膀再擴散到整個手臂，後來延至頭和臉，整個越來越深層的麻，右邊臉部也會不由自主抽動。

「那天因為假日，所以沒有門診，只能到急診掛號。」謝師姊心想，到了急診，醫生可能會開降高血壓的藥，或是開一些止痛之類的藥，拿了之後就可以回家，卻沒想到醫生說腦部要排電腦斷層掃描檢查。

「我當場嚇了一跳，不知道為什麼醫生要排腦部檢查，但後續也是照著醫院安排乖乖配合。」

「結果沒想到，那位醫師用很緊張的神情告訴我，電腦斷層檢查結果顯示，腦部長了一顆如雞蛋般大的腫瘤，因為不知道是良性或惡性，最好直接安排住院後手術，趕緊處理掉。」謝師姊和先生聽到後晴天霹靂，不敢相信怎麼會這麼嚴重，當下才真正感受到病人被醫師宣判病情的時候，那種緊張、徬徨、無助的感覺有多麼強烈。

「結果你怎麼沒在那邊處理？」我好奇的問她。

「我和先生當時慌了手腳，但心想，再怎樣也都要回大林自己的醫院，所以叫阿良打了一通電話請志工組黃明月師姊幫忙，後續她就推薦您，還熱心的協助掛號，於是我們就轉來這裡。」

「我明白了，你不用太擔心，其實有不少門診的病人，主訴一開始出現的症狀都很平常，像是頭暈、頭痛、走路不穩、半邊臉或身體痠麻無力、記憶力變差等，直到做了腦部檢查後才發現長了腦瘤，通常這種藉由手術都可以解決。」我簡單解釋。

兩個禮拜過去，夫妻倆再次回到門診看報告，磁振造影檢查結果顯示，在腦部的左額葉位置長了一顆近三公分大的腦膜瘤，形狀如同一顆雞蛋。經由術前說明後，接著請謝師姊簽完相關同意書以及安排開刀時間，並且告訴她術中同時一併做病理切片的事。

就在住院手續完成，我告訴她做腦部手術前要剃頭髮，先有個心理準備，畢竟頭髮對於女性是一種美麗與自信的象徵。只是沒想到隔天查房時，竟然看見謝師姊頂著小平頭，主動走上前告訴我：「陳醫

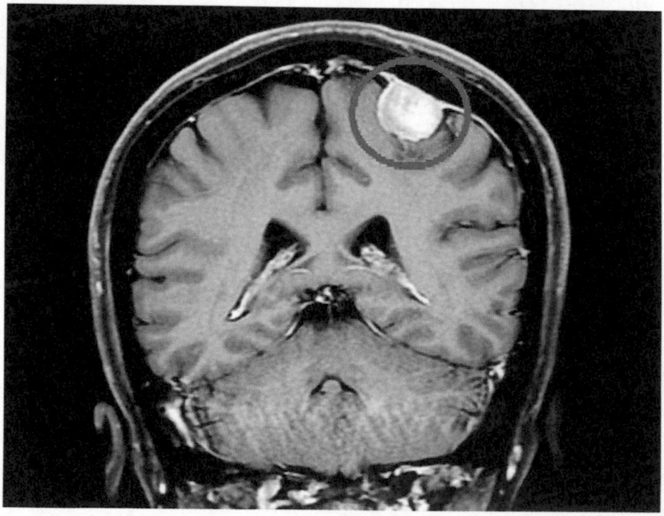

磁振造影檢查發現，謝師姊的左額葉腦膜瘤近三公分大。

師，我很乖喔，我去把頭剃好了。」

拿下她的帽子，我仔細瞧了一下，尷尬了！看著原本中長髮的她，現在變成一副新兵入伍訓練模樣。

「我是說，只在動刀部位局部剃髮，不用全部剃掉。」

「啊！我以為要全剃掉。」

「那就當作是重生的開始。」我安慰她。

沒想到術前的這段小插曲，卻意外成了謝師姊緊張時的定心丸。手術進行相當順利，在最後切片檢查結果也確定為良性腫瘤，謝師姊住進外科加護病房觀察。

「那一天陳醫師到這裡查房，他走到我的病床旁看著我，笑著說腫瘤是良性的，當下我就安心了。」謝師姊形容我的話少，但簡單的幾句卻能說到病人的心坎裡。

出院後陸續回診的謝師姊，有一天歡喜的帶著出版書籍《阿良的歸白人生》

來送我，並分享她現在恢復的情況。

「陳醫師，謝謝您！手術之後所有痠麻的感覺都沒有了，手現在也都可以正常工作，我發願康復後，一定要到醫院當醫療志工，幫助相同的病患，而且還要繼續做反毒志工，走進全省的監獄，繼續宣導反毒，發揮生命良能。

有限的生命總有走到盡頭的一天，無限的生命卻可以不斷延伸。謝師姊的身影，讓我自見一位生命勇者如何把握時間，做出利益人群的好事，更將有限的生命拓寬深度與廣度，在自我生命筆記上，繼續每天寫下充滿價值的篇章。

註

1：慈濟人文真善美志工成立於二〇〇三年，最初由證嚴法師命名為「文化三合一」，強調文字、圖像、影音的訓練與整合，同時推動所記錄之內容人、事、理三合一。二〇〇六年，證嚴法師再命名為「真善美三合一」，藉由文字、圖像、影音的傳播媒體，為時代樹立「人品典範」，讓真善美「文史流芳」。

健康小常識

腦膜瘤是從腦膜生長出來，起源於蜘蛛膜顆粒細胞的原發性腫瘤。大部分腦膜瘤長得很慢，可能存在五到十年，所以被發現時通常已長得很大，其中百分之九十七的腦膜瘤屬於良性，另百分之三可能表現惡性特徵。

通常發生率約占原發性腫瘤百分之二十至三十，好發於成年人，年齡約為四十至七十歲，通常女性患者比男性多，臨床症狀表現會依腫瘤發生位置而有不同，如半邊肢體麻木、雙側或單側下肢無力、頭痛、噁心嘔吐、視力變化、認知行為異常等。

治療以腫瘤全切除手術為主，若腫瘤位於腦部深層而手術不易摘除且腫瘤小於三公分者，則可以使用立體定位放射手術治療，但不論良性或惡性腦膜瘤，切除後都有可能會復發，須定期追蹤治療，只要和醫師配合且充分溝通，一定能得到最好的治療。

左側半邊顏面痙攣症

臉部跳探戈

「士為知己者死，女為悅己者容」出自戰國時代四大刺客之一豫讓，從古至今，愛美是女子的天性，更遑論臉歪嘴斜的花期之年，叫人情何以堪。

遠從北部而來的二十四歲小樺，由媽媽陪同至門診，即使戴著口罩，仍不難看出她有著一雙濃眉大眼、高挺的鼻子，加上五官深邃模樣，第一眼就讓人印象深刻。只是隨著她的奇怪表情，左邊臉頰不時跳動，將嘴角與眼角拉扯成歪斜狀，讓清秀的臉龐瞬間變了樣。

「陳醫師，我的臉不知道怎麼了，會一直不由自主的抽動。」小樺拿下口罩露出半邊歪掉的臉蛋。

站在一旁的媽媽趕緊上前幫忙補充說，女兒大概在三年前，當時就讀大學三年級的時候，發現眼睛和嘴巴會突然不自主的跳一下，但那時頻率並不高，原本還以為是課業壓力太大，過於疲累而出現的正常反應，或是民間盛傳「左跳財、右跳災」的徵兆，半個月之後才陸續去看醫生。一開始看神經內科，醫生說先打肉毒桿菌試試看，同時也開了癲癇的藥給她吃，但症狀一直沒有得到改善。

之後也有去看中醫，做針灸、電療，從頭到腳都有針灸，大約治療一年多的時間，一開始都覺得有效，但後來卻愈來愈嚴重，眼袋和嘴巴跳得更厲害，頻率也愈來愈高，開始的時候一天大約跳三、四次，每次跳動都一、兩下，後來每個小時都會發作，發作時就一直抽動，甚至嘴巴整個歪掉，眼睛睜不開，好像有人拉著臉頰，變成眼歪嘴斜。

媽媽接著說，只要治得好，花再多的錢都沒關係，但卻沒想到，三年的時間帶著女兒跑遍各大醫院、診所，神經內、外科有名的醫生都去看過了，檢查後的結果也都說正常，有的醫生建議每四個月打一次肉毒桿菌，一次針劑就要五百多元，之後還有煮水藥的治療費用，每一次看病就要花了上千元，陸續治療兩個多月，但症狀又慢慢出現。

「我從事檢驗技術員的工作，每次只要與人接觸都會戴著口罩，因為害怕被別人看見臉上抽動的奇怪樣子，媽媽很擔心，看我這個樣子她都會一直哭，不放棄的帶著我到處去看醫生，只要知道哪裡有出名的醫師，都會過去試試看。」小樺無奈的說道。

「你這個看起來是顏面痙攣症，我等一下開檢查單，你先去做完檢查後再過來看。」為了確定引起半邊顏面痙攣症的鑑別診斷，排除掉顱內腫瘤所造成的可能性，我安排了相關的檢查項目。

接著從螢幕上的檢查影像，確定小樺的腦部沒有腫瘤，經過詳細解釋後，我告訴她，這種疾病是在腦幹的位置，顏面神經出來的地方與血管撞擊造成的，雖然有很多治療的方法，像是打肉毒桿菌、鎮靜藥物等，讓臉部的肌肉不會亂跳，但多數治療都只是暫時性，最好的方法就是手術。

「這個選擇是最好的嗎？」她說。

「手術解決才能一勞永逸。」我直接了當地告訴她。

「我們相信陳醫師，那就麻煩您安排手術時間。」小樺用著充滿期待的眼神告訴我，她把未來交到我的手上，而且是百分之百的信任。

手術的日子很快就到了，推進開刀房的小樺被護理同仁包裹得相當溫暖，為了緩和她緊張的情緒，我輕拍她的手告訴她，這個手術很簡單，風險很低，睡一覺醒來之後，臉蛋就會變回原本漂亮的模樣。

小樺聽到後放鬆心情的笑了，不再像剛剛全身緊繃的樣子，很快隨著麻藥與生理監視器的嗶嗶聲安穩睡著。

「今天是二十四歲的年輕女性，要做開顱及顱神經顯微血管神經減壓手術。」在劃刀前，完成了一小段作業靜止期（time-out），並經過所有麻醉及手術成員確認病歷、手術同意書、麻醉同意書中記載之手術部位與標記部位均相符後，便開始進行手術，接著我將神經與血管小心翼翼的隔開，一個小時之後就完成了這臺手術。

隔天早上，在我到病房查房時，遠處傳來歡樂的笑聲，而聲音就從小樺那間發出來。

「陳醫師早安。」小樺臉上的笑容很燦爛。

「早，有沒有感覺好一點？」我問。

「當然有哇，而且今天臉都不會再抽動了，已經恢復到正常狀態，只有傷口還有點痛。」她說。

「傷口過幾天就會好了，等一下再過來幫你換藥。」專科護理師洪美玲靠近看了一下包紮傷口的部位。

「陳副，她說有話要對您說。」洪美玲說。

「說什麼？」我問。

「陳醫師，謝謝您的救命之恩，我現在好很多了。」小樺用著一口流利的客家話對著我說。

但是，我完全聽不懂。

隨後，洪美玲迅速的幫忙做翻譯。因為她也是客家人。

「不客氣，現在又變回原本漂亮的模樣，很開心吧。」我回應她。

小樺用她那雙水汪汪的大眼睛看著我，害羞的笑個不停。

「陳副，她還有一句話要說。」專師再次幫忙充當病人的軍師。

「陳醫師，您是我的偶像。」

「啊！為什麼？」我笑著問她。

因為您很厲害阿！您只用了一個小時，就解決我三年的病苦。」小樺說很開心能找回健康的身體，同時也找回失去已

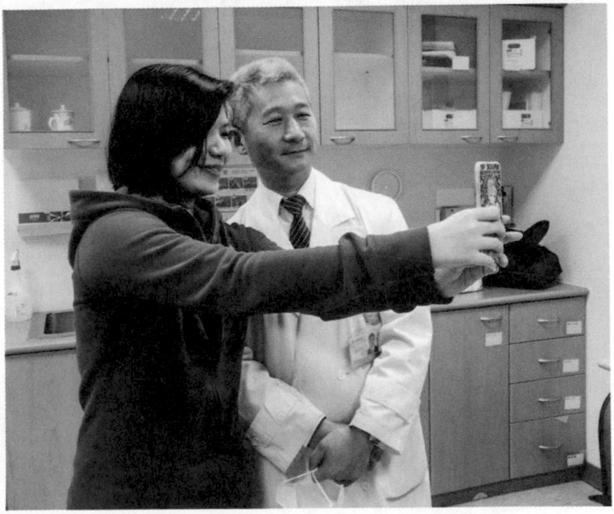

出院後第一次回到門診的小樺，直說陳金城醫師是她的偶像，並希望一起合影留念。（攝影／江珮如）

久的自信。

「是噢！感恩你，祝福你。」我雙手合十向她道感恩。

出院後第一次回到門診的小樺，一樣由媽媽陪同，帶著燦爛笑容和她特製的卡片走進診間，告訴我卡片之外的這一面「金牌」，是她特別為我專屬打造的，意思是象徵這位白袍酷神醫，在她的心目中永遠是第一。

第一次被年輕的女孩「告白」，讓我受寵若驚。

這時，我突然想起以前在門診發生的一件趣事，於是馬上分享給她們聽。

「有一次門診來了一位白髮蒼蒼的阿嬤，在看完門診之後，她忽然向我要了電話，並且說我們倆頭髮一樣白，看起來年齡相仿，差不多都六十多歲，可以交個朋友。」聽到這裡，大家當場都笑得合不攏嘴，只有我不知該哭還是該笑，但至少化解了剛剛令人尷尬的氣氛。

小樺用心所寫的感恩卡片，內容寫道：

「敬愛的陳醫生：

重生至今已快兩個月，謝謝您給了我第二個生日！希望將來不管是當醫檢師或是轉換跑道，也能將善的循環傳遞下去，即使在大城市穿梭，也要記得為何而忙，重要的是，不在途中迷失自己。

P.S.：『妳是我人生第一個規畫！』這句話很動人（我有認真看八點檔《指尖的溫暖》）。

小粉絲小樺」

透過手術治療後，小樺現在出門都不用再戴上口罩「遮醜」，還可以開心無憂無慮與人交談。而她的媽媽後續也因為右腿嚴重麻痛、無力，於隔年住院進行腰椎椎間盤切除手術，順利擺脫多年病痛折磨，母女倆現在牽手邁開步伐，找到重生後的亮麗人生與希望。

健康小常識

顏面痙攣症，是一種單側臉部肌肉發作性、節奏性的不自主抽搐，這種抽動通常是從一側的眼瞼開始，也可能逐漸加重擴展至臉部表情肌、口角，造成半邊嘴角歪斜，嚴重時可能散發到同側的頸部肌肉，常伴隨頭痛、耳鳴，長期患病者可能出現臉部癱瘓的狀況。

主要造成的病因為顏面神經在腦幹根部剛出來的部位，受到血管壓迫造成刺激，因此引發臉部不自主痙攣。通常病人本身會因不自主的收縮感到不適，甚至症狀所造成的怪異表情，嚴重影響外貌與人際關係，雖非危及生命的大病，但卻對病人的生活造成極大影響。

聽神經瘤

耳朵裡的一道牆

近幾年隨著無線耳機的普及，路上到處都可以看到不少人耳朵裡塞著耳機，無論通勤、運動、讀書或工作都少不了它，無形中已成為現代人生活上不可或缺的物品之一。但大家都知道，長期戴耳機及經常接觸噪音的族群，相較之下比較容易造成聽力受損，不過這也不是百分之百的答案，有時也可能成為導致誤判疾病的原因。

二十八歲的阿霖，從事的工作環境吵雜，經常還得爬上爬下，最近他發現自己每天起床後就感到頭暈目眩，腦袋整天昏昏沉沉、無精打采，甚至走路也開始變得不平衡，總是不由自主偏向左邊，左邊肢體明顯無力，平時開車聽的音樂，轉的比平時還要大聲，但左邊的耳朵就像被一道無形的牆擋住，怎麼聽都不清楚，於是到鄰近醫院檢查耳朵，但醫生說聽力沒問題。

阿霖愈想愈擔心，他很清楚自己的身體出現異常狀況，或許這應該就是一種警訊，於是決定再到大林慈濟醫院做一次詳細檢查。經常性的頭暈、平衡感出問題、耳朵聽力下降，在諮詢了門診科別後，他掛了神經內科。

門診中，醫生同樣幫他安排做聽力檢查，只是這次不同，因為竟然發現他的聽力有輕微變化。

一般做聽力檢查會從低音到高音做六個頻率，包括二百五十赫茲、五百赫茲、一千赫茲、兩千赫茲、四千至八千赫茲，但阿霖的左耳中頻區一千到兩千赫茲的地方輕微變差，由於兩耳聽力程度不一樣，又沒有明顯其它原因，於是醫生懷疑可能腦部長了腫瘤。

神經內科醫師進一步幫阿霖安排聽性腦幹反應檢查，結果發現他的左耳聽神經反應傳導速度變慢，神經訊號傳導從左耳聽神經跑到中腦的地方時間延長，所以高度懷疑左耳聽神經被東西壓住，後續接著安排做腦幹部位磁振造影檢查後，診斷出左側腦幹部位長了一顆三公分大的聽神經瘤。

「什麼？聽神經瘤？」面對這個晴天霹靂的檢查結果，阿霖一時之間仍無法接受。

原本以為只是單純的耳朵問題，現在竟然是腦裡面長腫瘤，這和自己所想的天差地遠，怎麼想也想不通，更驚訝自己怎麼會長這種東西，因為平時沒抽菸也沒喝酒，什麼壞習慣都沒有，怎麼會得到這種病。

隔天，阿霖來到我的門診，告訴我從他發病之前，到現在發現腫瘤的所有經過。看著影像中的聽神經瘤位置與大小，我指著聽神經瘤的位置說：「因為神經瘤已經壓迫到中樞神經了，不開掉不行。」

「這種瘤也是腦瘤的一種，在人體腦部的第八對腦部神經即為聽力神經，而聽神經瘤是長在小腦與橋腦所形成的夾角（ＣＰＡ），約百分之九十五的聽神經瘤是屬於良性腫瘤，生長非常緩慢，但若是隨著腫瘤體積變大，會有多重顱神經病變，甚至可能會有生命危險。」

阿霖一臉驚惶，一顆心七上八下，對於我的病情解說，他彷彿一句也沒聽進去，整個人都愣住了。

「那手術會有什麼風險嗎？」他臉上表情顯得非常惶恐不安。

「有可能會傷到顏面神經，導致一邊臉部肌肉動作失去功能，包括歪嘴、半邊臉不能笑、喝水會漏、眼睛不能閉、容易流淚、味覺消失或遲鈍、半邊臉會麻木感覺遲鈍等。」我直白地告訴他。

「不過手術時，我會盡可能避免這種情況發生。」

「那我的臉不就不聽使喚了？」他苦

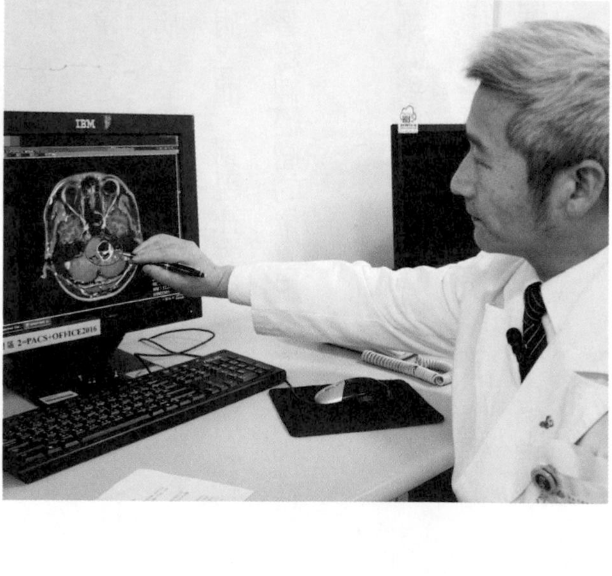

磁振造影檢查可明顯看出阿霖左側腦幹部位長了一顆三公分大的聽神經瘤。（攝影／江珮如）

笑了一下。

「你回家與家人討論看看，確定什麼時候要開再過來安排時間。」看出了他的憂慮，我知道病人通常聽到這裡，都需要一點緩衝時間來調適心情。

阿霖回家之後開始坐立不安，他考慮了許久才提起勇氣向妻子開口。想到年幼的孩子，自己也還年輕，面對未知的手術風險，夫妻倆不禁相擁而泣。擦乾眼淚，還是要繼續往前走，經過一番討論之後，既然不是急迫性的手術，那就再想想後續的治療問題。

一個月過去了，阿霖每天仍然飽受頭暈所困，走路愈來愈不平穩，同時還要忍著身上的病痛繼續在吵雜的環境下工作，左耳也逐漸失去聽力，與家人和朋友說話時，都要問好幾次才會知道是在說什麼，後來想想，不做手術是不行了。

「陳醫師，我想要做手術。」阿霖回到門診，表示接受手術治療的決心。

「沒問題，這張手術同意書你填好，星期四就可以開了。」我說。

接著，門診護理師將一些相關的同意書及術前需知遞給他看。

「這麼快？」他露出驚訝表情，以為大醫院的手術都要排在好幾個月以後。

「你的聽神經瘤已經壓迫到小腦及腦幹，再拖下去不會有好處，儘快手術切除腫瘤是最好的辦法。」這次我也堅定的告訴他手術的必要性。

很快到了手術這一天，一切就緒之後，我刷完手進入手術房，準備從錯縱複雜的神經結構裡，將這位年輕人拯救出來。

由於聽神經及顏面神經相當靠近，在過去手術常會造成顏面神經傷害，導致病人臉歪嘴斜，為了避免這樣的狀況發生，我在手術中藉由神經刺激並監測的方法，以確定顏面神經的位置與走向，同時在手術過程藉由顯微鏡放大腫瘤神經之下，可以比較容易保留神經，將腫瘤切除乾淨。

手術一切順利，更重要的是，阿霖原本擔心的手術風險都沒有發生，聽覺和顏面神經全無受到影響，讓他相當開心。

回診那一天，阿霖臉上帶著滿足的笑容，告訴我他現在走路都已恢復正常，而且左耳裡的那一道牆已經被我拆除掉了，人生的下一個階段又再度充滿希望。

健康小常識

聽神經瘤是一種良性且生長緩慢的腫瘤，通常依腫瘤大小症狀有所不同，初期症狀大都只有耳鳴和輕微聽力退化，有些則會有頭痛與頭暈症狀，若是腫瘤較大並壓迫腦幹時，耳鳴和聽力退化就會變嚴重，甚至可能壓迫到其他顱神經，引起吞嚥困難、容易嗆到、複視、臉麻、癱瘓，甚至危及生命。提醒大家，若有莫名單側耳鳴、單側聽力減退、突發性耳聾、眩暈症等症狀，就應儘早就醫做詳細檢查。

亞急性硬腦膜下出血

西螺土地公

慈濟志工許多都是上了年紀的長者，展現老有所用的不老精神，傳達出人生七十才開始的理念。八十二歲的楊師伯加入環保志工十幾年，不論颳風下雨或是豔陽高照，他都全年無休，抱著聚沙成塔的樂觀心態認真做環保。

談起這一段慈濟因緣，他說，要從坐火車那一段開始說起。記得早期的時候，慈濟委員受證都要坐火車回到花蓮，那時候一群慈濟人就在車上彼此分享吃素的好處。原本還是吃葷食，結果聽完大家的分享之後，才發現原來素食健康又環保，接著就跟著一起吃了，沒想到時間一久，自然而然也就由葷轉素。

工作退休後，楊師伯擔心自己在家中閒出病來，正好朋友找他做慈濟環保志工，沒想到這一做，從此就愛上了這分志業。女兒本身也是慈濟志工，一開始陪著父親到慈濟西螺的環保站，他跟女兒說只是「來看看」，之後再決定是否長期投入環保志工行列，沒想到卻被志工們那股濃厚的人情味給留了下來。

楊師伯每天騎著腳踏車到環保站，從上午八點忙到天色昏暗才肯回家。從回收物品的分類到拆卸電器，什麼是白鐵、鐵、銅，各種類別如何作區分都難不倒他。正如證嚴法師所說，做環保就是在說法，一邊做一邊學習、教育，這就是環保教育的概念。

楊師伯以「做就對了」的靜思語為座右銘，平日在環保站裡，除了做回收與分類，他還會當起香積志工（註1），自己親自下廚，為大家烹調健康又美味的家常菜，也趁此機會推廣素食，邀請大家一同響應。平時他也熱情到處邀約親朋好友到環保站做志工，更在環保站裡幫忙看頭看尾，所以到後來，大家都給他取了一個「土地公」的稱號。

但是，這位守護西螺環保站的土地公，有一天卻突然消失了。

時間發生在前二〇二一年的九月。夜深人靜，當大家都還在熟睡之中，楊師伯起身準備下樓上廁所，半夢半醒之間，下樓梯不小心一腳踩空，整個人瞬間跌落到二樓。

「啊！」隨著慘叫聲，他還是忍住疼痛爬了起來，用手摸了自己剛剛撞到的頭部位置，才驚覺竟然流了不少血。聽到巨大聲響被嚇醒的妻子，衝出房門後看到這一幕，趕緊撥電話叫女兒回家幫忙。

一進到家中，女兒看到現場差點沒昏了過去，怎麼整個地板上都是血，可怕的像是命案現場一樣，但慶幸父親的意識還很清楚，知道自己發生了什麼事。在協助父親上車之後，一路急速開往大林慈濟醫院。

「在急診中，醫生幫他做了各種檢查，然後告訴我，父親有輕微顱內出血，需要住加護病房觀察幾天。」女兒說，之後因為沒什麼大礙，轉入普通病房不到幾天就順利出院了。

原本以為出院後一切都很平順，但過了一週之後，楊師伯開始喊頭痛，家人以為應該只是撞到頭的後遺症，認為再觀察看看，沒想到隨著時間過去，他的體力開始變差，整個人無精打采，吃不下也睡不好，反應變得很遲鈍，與人交談時，眼神無法對焦，表達能力也出現問題，到最後嚴重已經出現尿失禁、不愛說話、嘴角流口水、無法行走等狀況。

「爸，我帶您到醫院再做一次檢查好嗎？」無論女兒如何苦苦哀求，楊師伯就是不斷抗拒，大家猜想他的反應，是不是罹患失智症或巴金森氏症，最後在軟硬兼施之下，好不容易才把人帶到醫院。

「剛剛檢查結果，看起來是腦出血，我們已經通知今天腦神經外科的值班醫師陳副院長，他等一下馬上過來與你們進一步說明。」週末當天，在接到急診醫生的電話後，我馬上趕到急診現場。

「楊師伯因為出現亞急性硬腦膜下出血，血塊壓迫到腦部，需要趕緊做開顱手術救治。」看完片子，我和女兒簡單說明手術的必要性，並在達成共識後，立即請開刀房做好準備。

楊師伯本來只是小小的出血，隨著血塊變大，變成亞急性的出血，出血增加以外，還造成中線偏移、腦的壓迫，尤其血塊是在左邊，造成視力出現問題。

手術中清除一點五公分的血塊，順利完成後，楊師伯進入加護病房照護，幾天後轉入普通病房，恢復狀況相當不錯。

「師伯，加油！接下來要認真做復健才會好得快。」我說。

「陳醫師，您的話不多，酷酷的，但只要看到您，我的心就覺得很安定、有希望。」女兒說，當天父親在手術房的時候，自己一個人待在開刀房家屬等候區，心理其實有點慌，但後來看到我走出來，原本不安的心也就定下來。

「您不僅是父親的救命恩人，更是我們全家的貴人。」一家人誠心的雙手合十不斷道感恩。

出院後隔天，女兒帶著父親到他最熟悉的環保站，希望可以藉由平日拿手的環保回收，幫助他活化腦部，同時可以一邊做復健。到了環保站，現場的志工老朋友用著自編的歡迎歌曲熱情迎接他，即使身上還背著尿袋，但心情卻是相當輕鬆自在。

楊師伯第一次急診的電腦斷層檢查，可以看到左側硬腦膜下有少量出血。

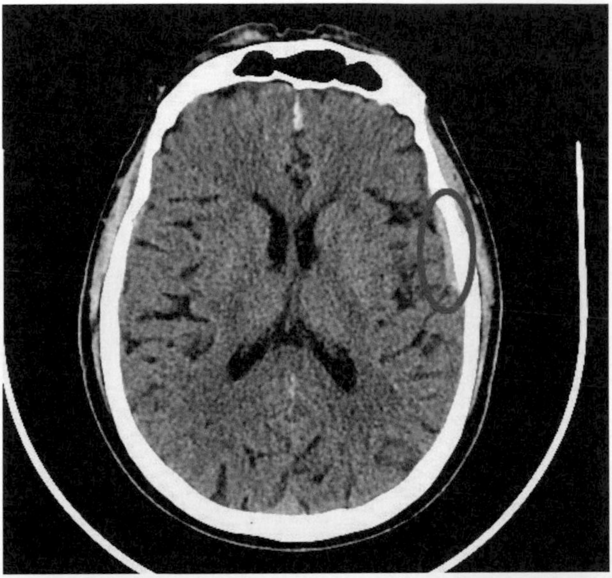

第一次急診後一個月左右，明顯看見楊師伯的左側硬腦膜下出血增加，合併腫塊效應中線偏移。

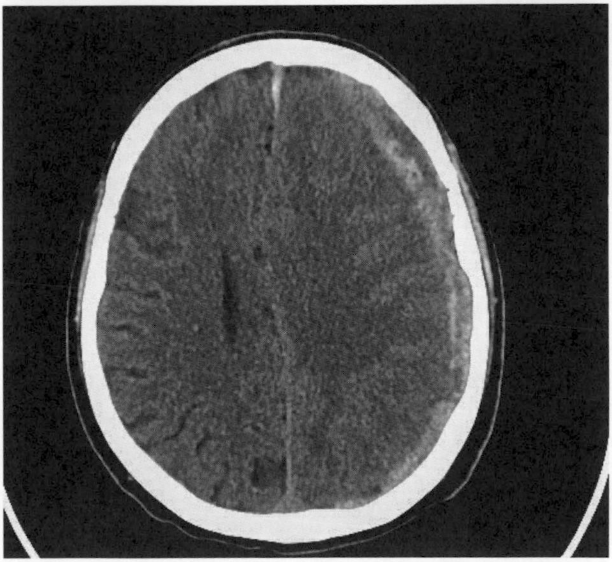

十一月之後回診，楊師伯拔除身上的尿管後，整個人已經完全恢復正常，行動自如的他，現在可以像從前一樣騎著腳踏車，到環保站繼續擔任守護這片綠色大地的土地公。

註1：香積志工主要於活動中供應餐食。

健康小常識

硬腦膜是包覆在腦表面的一層結締組織，經過強大力量撞擊，造成腦表面的血管破裂出血，導致硬腦膜下出血，依受傷後出血出現的時間分為三種：七十二小時內為急性，三天後至三星期為亞急性，三星期以後為慢性硬腦膜下出血。

頭部外傷之後，即便一開始沒有明顯的顱內出血，一部分的病人仍會在硬腦膜與腦部之間的空隙，慢慢滲血。一旦滲血蓄積到一定的量，便可能造成症狀，包括輕微頭痛到持續的嚴重頭痛，語言困難或失語症，癲癇，肢體乏力甚至半邊癱瘓，意識不清甚至昏迷。

硬腦膜下出血好發於年紀較大的病人，由於老人家的腦部較萎縮，使得腦部與硬腦膜間的空間較大，更容易蓄積血水。除此之外，酒精濫用、進行過腦室腹腔引流管手術之病人、服用抗血小板或抗凝血劑的病人等，也是好發的高危險族群。若能早期診斷，再加上手術治療，復原機會其實相當高；但如果被延誤診斷，則有可能會造成嚴重的神經損傷甚至死亡。

腦動脈瘤

一張特別的診斷書

「請問罹患重大疾病或公傷病，經過醫師診斷須長期療養，若是病人想要上班不休養，醫師可以開立相關的診斷證明書嗎？」相信大家都聽過用來申請保險、請假等證明的診斷書。不過對於醫院和醫師來說，開診斷書除了是一種責任，同時也是一項考驗，因為每位病人都會根據各種不同需求，要求寫什麼、不要寫什麼，以利申請保險或請假之用。

從急診進來的蔡先生，正是因為他特別需求的診斷書而讓我印象深刻。

這一天週末假日正好輪到我值急診班，早上如往常習慣回醫院查房看病人，沒想到病房還沒查完，口袋裡的手機就又響起。

「陳副，急診剛剛收到一名患者，由家屬叫救護車送來，說病人在家吃完早餐後嘔吐就陷入昏迷，已經先做了電腦斷層掃描（CT），發現腦部有出血現象，請您過來看一下。」掛上急診室的電話後，我看完病房的患者，立即前往急診看病人。

無顯影劑的腦部電腦斷層檢查中，發現在大腦基底池兩側蘇菲溝（Sylvian fissure）內有蜘蛛膜下腔出血，併有腦室擴大現象（水腦症），高度懷疑動脈瘤破裂的可能，我趕緊開了一張檢查單加做有顯影劑的電腦斷層血管攝影，請同仁馬上安排進行檢查，果然在右側中大腦動脈分叉處發現動脈瘤，所以立即與家屬說明手術的急迫與必要性之後，進行緊急開顱動脈瘤夾閉手術。

「你先生檢查後確定是動脈瘤，因為已經破裂造成大出血，目前有生命危險，必須緊急做手術。」站在病床旁的妻子聽到這裡，忍不住紅了眼眶，口中不斷說著救救他先生，我安撫她的情緒之後，隨即趕往開刀房。

手術時在顯微鏡輔助下，以盡量不影響正常腦組織的情況將動脈瘤夾閉，並確保周邊血管不受影響，並置放腦室外引流管，手術相當順利，但術後幾天卻出現水腦症問題，於是第二次手術把腦室外引流管改為可調壓式腦室腹腔引流管，待病情穩定即轉入普通病房，一週後順利出院，持續門診追蹤。

住院近兩個月的蔡先生，在一次回診中談起當天的情況，他說：「那一天在家裡吃早餐，吃完沒多久就馬上去吐，小孩回家後看到，趕緊打了電話給妻子說明情況，接著就馬上叫救護車，再來的事情都沒印象了。」

「當時我和小兒子去菜市場買菜，大兒子剛好回家，突然看見先生好像不太對勁，於是打電話告訴我說，爸爸看起來怪怪的，剛剛吐完之後又一直冒冷汗，現在要叫救護車送到大林慈濟醫院急診。」妻子說，回想起那一天的情景仍心有餘悸。

「在急診時，醫生解說病情之後，想到我妹妹以前也是在慈濟工作，比較熟悉醫療方面的事，當下就在電話中和她討論病情。妹妹告訴我，看看可不可以找到陳金城醫師幫忙手術，陳醫師是這方面的專家，結果沒想到我們這麼幸運，當天正好是您值班，我先生這次才能從鬼門關順利搶救回來。」妻子描述當天在急

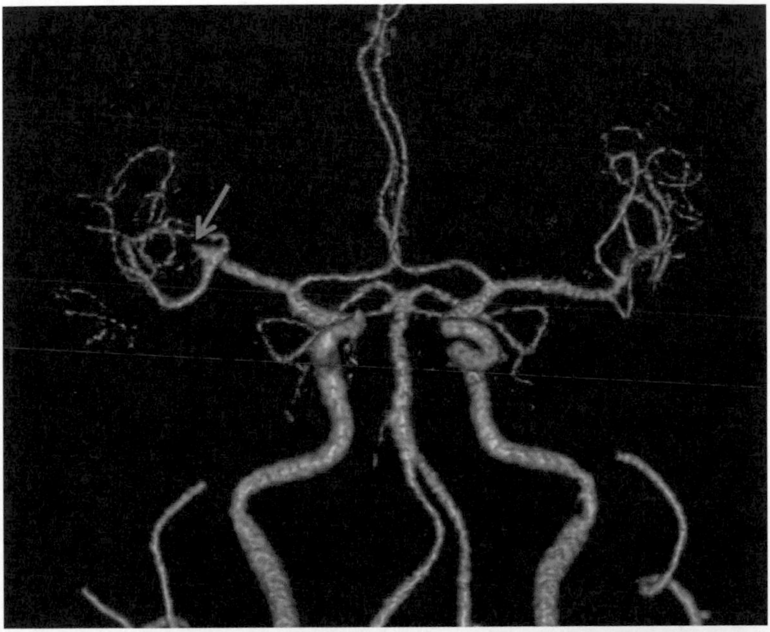

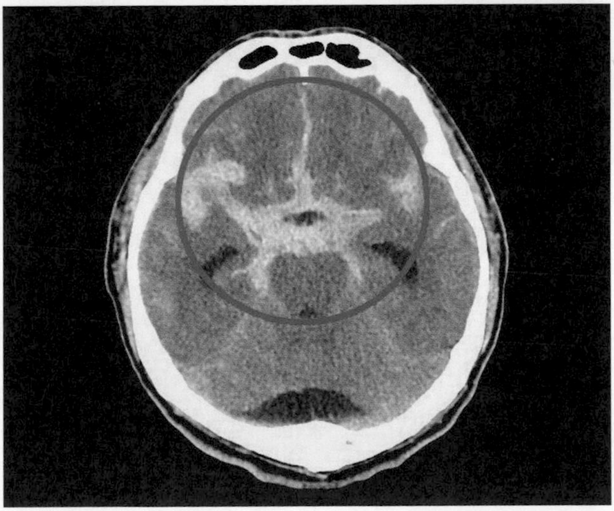

電腦斷層血管攝影檢查箭頭處為動脈瘤（上圖）。
紅圈內的白色處為出血（下圖）。

診的情況，同時不忘說聲感謝。

「陳醫師，您是我的救命恩人，這條命是您救回來的。」蔡先生也說出心中的感謝之意。

我鼓勵他，接下來的時間仍要勤做復健，因為之前住院時，只要躺在床上不動，肌肉便會開始萎縮、失去力氣，而且骨頭裡的鈣質也會逐漸流失，甚至各個關節也開始僵硬，漸漸失去獨立活動的能力。

「有的，我現在都會到附近的公園健走，訓練腿部力量。」蔡先生回答。

「他不只是雙腳沒力氣，就連住在加護病房的記憶也都不見了，不過他卻會出現幻想，一直把我當成看護，而不是親人，有時候又把我當成他的姐姐，角色不斷互換。甚至有一次還說他和往生的親人在一起吃飯，我都告訴他現實狀況，但他都不能接受，還會生氣，我每天都以淚洗面，一方面擔心他沒工作影響家庭經濟，一方面又擔心他的身體狀況，真的很苦。」談到這裡，妻子趁機訴苦一番，表示當家屬比病人還辛苦，有時一天才睡三個小時，生活起居也要負責打理。

「我真的腦袋一片空白。」蔡先生靦腆的笑著。

看著他們共同經歷了這次的浩劫重生，現在能夠站在這裡「答嘴鼓」，不就是夫妻倆日常質樸而平凡的幸福嗎。原以為故事已經歡喜落幕，沒想到三個月後，蔡先生出現尿失禁及步態不穩症狀，再次來到醫院。

經由電腦斷層掃描檢查，發現同樣是水腦症，後續便安排住院及手術日期，蔡先生經歷第三次手術之後，至今恢復狀況良好，門診中他請求幫忙開立的診斷書，內容為「一月三日病患經由急診入院，當日行開顱行動脈瘤夾壁及放置腦室外引流管置放手術，術後於加護中心繼續治療，十三日行腦室腹腔引流置放手術治療，於十四日轉至一般病房，於二十二日出院，需門診追蹤複診，宜休養半年，現恢復良好可從事工作。」

通常病人都會希望醫師在診斷證明書上醫囑特別註記宜休養「幾天」，但蔡先生卻急著回到工作崗位。我不禁好奇詢問，才知道原來他從事公務人員工作，因為經歷了這三次的重大手術，體會生命無常，讓他學會珍惜當下的每一分每一秒，現在身體恢復健康了，希望能夠儘快回歸單位服務社區鄉親，發揮生命最大良能，繼續為社會做出貢獻。

健康小常識

腦動脈瘤俗稱腦血管瘤，就像腦中的不定時炸彈，平時沒什麼感覺，但當它越脹越大，或者血液撞擊的太大力時，就有可能導致破裂，一旦破裂很可能會直接要命！

腦動脈瘤並不是腦瘤，是因先天血管壁異常、血管硬化或高血壓者，容易在血管分叉處產生凸出的囊泡狀物體。一般腦動脈瘤破裂好發於四十五至六十歲之間，男女性別比約為二：三，多數患者都是在動脈瘤破掉時，出現了劇烈頭痛、複視、噁心、嘔吐、單邊肢體無力、昏迷等情況時才會發現。

當動脈瘤越大，血管壁就越薄，也越容易破裂，最常見的顯現方式為自發性的蛛網膜下腔出血，有時會合併有腦內出血、腦室出血或硬膜下腔出血。另外，也可能在膨脹的過程中壓迫到周邊的腦組織或神經，影響到它們的功能，像是眼瞼下垂、頸部僵硬、複視、動眼神經麻痺、視野缺損、顏面疼痛等。

通常三個病人當中就有一個會因動脈瘤破裂而當場死亡，腦動脈瘤破裂出血後在二十四小時內再破掉的機會很高，若再破裂會有三分之一的死亡率。動脈瘤在破掉的第四到十四天，會有很厲害的血管收縮狀況，嚴重時則會導致腦中風，使得神經損傷、癱瘓、意識昏迷，嚴重時甚至會死亡。因此，腦動脈瘤的病人都要積極處理，並依動脈瘤破掉的狀況與位置而決定治療方式，包括開刀或血管栓塞。

腦動脈瘤倘若沒有完全根治，兩個星期內很容易再次破裂，而且血管自己止血的效果會一次比一次差，極可能再次發生更嚴重的顱內大量出血。

建議有家族病史、動脈硬化症狀及血壓血糖血脂控制不良等三高族等，應定期做腦血管健檢。常有頭痛症狀者，務必前往就醫，及早揪出潛在腦動脈瘤。

提早發現的方法：

1．電腦斷層血管攝影（CTA）

2．核磁共振血管攝影（MRA）

3．較具侵入性的傳統血管攝影

腦動脈瘤

人體氣象臺

《黃帝內經》為古人流傳下來的生存智慧，也是最早的中醫理論經典著作，其中記載「必先歲氣、無伐天和」，意思是在治病的時候，首先應明確一年的天氣變化，在預防保健中必須充分考慮氣象因素和季節、節氣的改變，以順應自然規律，達到強身健體、祛病延年的目的。

這也同時告訴我們，自然界一切生物都與四季二十四節氣息息相關，人類也不能脫離天地氣息而存在，更與人體健康關係非常密切。天氣一冷就感冒、一轉熱就中暑，順應自然的人體氣象臺，五臟六腑、四肢九竅、皮肉骨筋等組織的機能，都會受到四季二十四節氣變化影響，尤其是以溫差的變化最為明顯。

六十三歲的阿珠師姊，和先生都是慈濟志工，他們發心投入香積志工行列，用心把素食做得美味好吃，除了讓大家吃得開心，更對健康有幫助，希望人人茹素護生護大地，為人類和地球留住更多淨土。

就在前年的冬天，寒流來襲連日氣溫驟降，阿珠師姊不敵大自然的考驗，在家中突然倒下，也因此讓她從鬼門關前走一回。

「阿珠那天下班回家，說她整身都是汗，正準備到浴室洗澡時，因為突發嚴重頭痛，澡還沒洗就跑出來求救。」先生說，每次回想起當時的情況都還心有餘悸。

「她跑出來以後，就不斷喊著頭很痛，因為以前也有類似頭痛的狀況，所以我趕緊拿了止痛藥給她吃，但是原本以為吃了止痛藥就會好，結果這一次不一樣，因為很快的明顯感覺她的手和腳變得很僵硬，不太能動，人也變得不清醒。」發現太太情況不對勁，先生趕緊開車載她到鄰近醫院掛急診。

到了急診後，醫生立即幫她做了電腦斷層檢查，結果發現阿珠師姊的腦部有嚴重出血現象，並說明須即刻動手術，否則會有生命危險，但同時又進一步告知開刀後會有三種可能，第一種可能變成植物人，第二種就是在手術當中死亡，第三種可能則是手術後會好起來。

「隨後，他們說要找相關科別的醫生前來會診，當時我聽完之後就說不用了，雖然我書讀的不高，又是鄉下土人，但也知道開腦這種是屬於大手術，很危險，所以會怕。」先生聽完醫生的說明後更加恐懼，這個抉擇來的讓他措手不及，一時之間不知該如何是好。

「突然想起之前到大林慈濟醫院做醫療志工服務時，常會聽到志工們在休息時間閒聊，提到陳副院長開刀技術很厲害，所以直覺反應要找他救命。」先生當下決定轉院到大林，要回到他和太太所熟悉的醫院做治療。

「你現在轉院是冒著生命危險，就會錯過黃金治療期，但如果你堅持要轉的話，就要承擔起一切後果。」面對醫師如此冰冷又直白的警告，讓先生心理掙扎得難受。

最後還是決定轉回大林，阿珠師姊在插管之後被送上救護車，一路上的鳴笛聲響徹雲霄直奔大林慈濟醫院，陪同在旁的先生則膽戰心驚不敢眨眼睛，深怕太太在途中發生意外。

救護車到了急診部，檢查時已昏迷且兩眼瞳孔大小不對等，醫師除了隨即做腦部血管攝影檢查，也詢問家屬病人是否患有高血壓及長期慢性頭痛等相關病史，同時撥電話給當天值急診班的我，通知這位慕名而來的法親（註1），剛剛由救護車送到，因為病情危急，請我趕緊前往急診評估病人狀況。

待檢查確定腦動脈瘤破裂導致蜘蛛膜下腔出血後，我馬上與家屬說明緊急手術的必要性。

「沒有任何手術或醫療處置是完全沒有風險的，但你放心，我一定會盡全力幫忙。」我簡單明瞭的與先生說明。

「我相信陳副院長，一切都交給您處理。」

隨後阿珠師姊立即送往開刀房進行顱內動脈瘤夾除手術。

通常蜘蛛膜下腔出血其死亡率可高達約百分之三十，有百分之十至十五的病患在轉送醫院的過程中或在家中就已死亡。

經過緊急手術搶救之後，師姊幸運撿回一命，住了三個禮拜的加護病房，除了病情已經獲得穩定，順利轉入普通病房，同時藉由每天持續做復健治療，可望手腳功能早日回到正常狀態。

阿珠師姊出院之後返家休養，在先生的用心陪伴之下繼續做復健，四肢功能一天比一天還要好，在第一次回診時仍顯得無力，還得藉由輪椅輔助行動，沒想到經過四個月之後，她再次回到門診，已經從原本不能走，到現在雙腳都恢復力氣，可

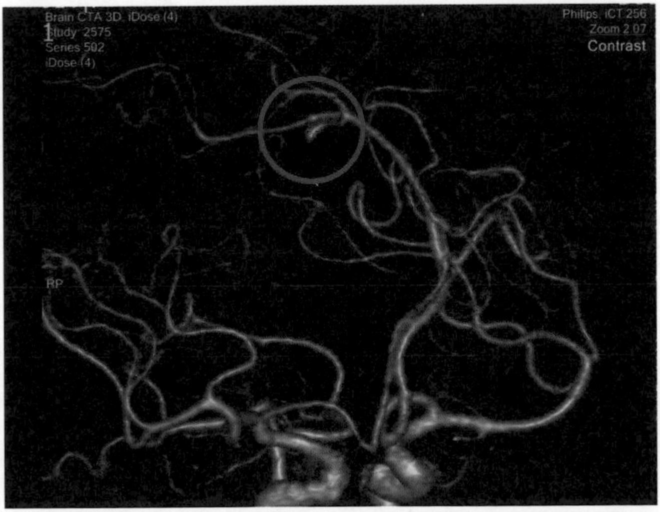

此為阿珠師姐的電腦斷層血管攝影檢查影像，圓圈處為動脈瘤位置。

以不用靠輔助器而自由行走。

「來，從這裡走過去，再走回來看看。」為了避免摔倒的可能，我扶著她緩慢走幾步。

「很棒，很棒，走得很好。」

「陳副院長，謝謝您不只救了我一命，還讓我恢復健康的身體，可以回到志工崗位，繼續做香積志工。」阿珠師姊開心的不停道謝。

我提醒她，平時要保持規律的的生活作息、多運動以維持血管彈性，無論身體現在有無腦動脈瘤，都要注意溫差的變化，以免因為溫度變化過大，腦內血管劇烈收縮導致動脈瘤破裂或腦出血。唯有健康的身體，才能持續做志工、走菩薩道。

註

1：法親意指慈濟人都是共同一個法脈的大家庭，同時也是靜思法脈的弟子，都是師父的弟子。

健康小常識

腦動脈瘤不是腫瘤，有一些是因先天血管壁異常，或後天血管硬化或慢性高血壓，容易在血管分叉處產生凸出的囊泡狀物體。由於腦動脈血管瘤的血管壁相當薄弱，血流的壓力往往會造成動脈瘤破裂，導致蜘蛛膜下出血，尤其在緊張、情緒激動、工作壓力大、季節交替天氣忽冷忽熱、氣溫驟降時，因而提高了動脈瘤破裂的機會。

腦動脈瘤又稱為「無聲的不定時炸彈」，一旦這顆炸彈破裂出血，就會引起出血性腦中風，十分凶險，而且發生率並不低，約每一百人就有三至五人罹患，雖然腦動脈瘤患者腦中的炸彈未必都會「引爆」，但仍有百分之一的機率會在一年內發生蜘蛛膜下腔出血。

動脈瘤在破掉的第四到十四天，會有很厲害的血管收縮狀況，嚴重時則會導致腦中風，使得神經損傷、癱瘓、意識昏迷，嚴重時甚至會死亡。因此，腦動脈瘤的病人都要積極處理，並依動脈瘤破掉的狀況與位置而決定治療方式，包括開刀或血管栓塞。還有一些人會引起水腦症，必要時需施行腦室腹腔引流管手術。

罕見腦室內室管膜下瘤

走鋼索的農夫

「不管腳底下有多危險、多恐怖，只要往前看，你也可以像農夫一樣很輕鬆，很悠閒自在的去面對問題，不用害怕。」一位藝術家透過農夫騎腳踏車，搖搖晃晃在鋼索上險象環生的畫作，呈現出即使身處於險境之中，仍要積極正向面對問題。

說到農夫，不禁讓我想起了一位病人——阿彥，從他開始發病後的求醫歷程，就如同畫作中的那位農夫一樣，讓人替他捏一把冷汗，但卻又在看見他努力的接受治療，加上自己以及家人的堅持，讓我感到佩服不已，也很感動。

阿彥由太太協助推著輪椅進入門診。

「哪裡不舒服？」我問他。

然後，阿彥的眼神顯得有些呆滯，坐下後兩眼直瞪著我看。我心想，這樣的反應通常初步判斷像是失智症，要不就是長腦瘤，但他才三十九歲，所以自然先排除失智的可能性。

「陳醫師，這是我們那邊大醫院做的檢查影像，醫生說他腦部長了一顆很大的腦瘤，但手術風險很高，建議不要動刀。」站在一旁的太太說明先生的病情。

我開了一張外院光碟影像上傳（upload other hospital）的單子，請她先到影像醫學科將資料存取後再回來討論，門診護理同仁隨後協助指引方向，以及儲存後返回門診的相關流程。

很快的，阿彥的健保卡再次投入診間，護理同仁接著安排他進門診。看著螢幕中的外院檢查影像，赫然發現她大腦將近有四分之一的空間都被巨大的腫瘤所占據，而且還是一種較為罕見的腦室內室管膜下瘤。

「目前症狀呢？」我問。

「他現在走路都很像走在鋼索上面，搖晃不定，身體會往前傾，而且記性變得很差，脾氣也是。」太太說。

「這樣的情況有多久了？」

「他一年前開始走路不穩，時好時壞，症狀有時也不是很明顯，走遠一點的路身體就會突然往前衝，停下來就又會好一點，而且也會有頭暈的症狀，也是時好時壞，身體出現的狀況都不是很穩定，所以也沒想過是出了什麼大問題。之後也有帶到醫院做檢查，一開始做肢體的檢查，醫生都說很正常，沒有發現什麼。」

「因為這種腦瘤生長速度比較緩慢，有時症狀不明顯，不容易發現。」我特別說明了一下。

太太接著說，就在今年年初，阿彥走路疑似出現長短腳的症狀，但叫他再走一次，好像又恢復正常了。原本以為，可能是他前陣子到田裡工作的時候，突然一陣暈眩，當時背著沉甸甸的農藥桶，使得重心不穩而摔倒，後來猜想應該是「閃到腰」，所以走路才會因為疼痛變得一跛一跛。陸續也做了推拿、針灸、復健等治療，但病情始終沒有得到改善。

「後來又發現他的記憶也愈來愈不好，才剛講過的事，沒多久他又忘掉。」她說。

「比如像什麼事？」

「像工作上的事，早上才跟他說要買什麼，下午就說沒有這件事情啊，然後又說我們沒有跟他講，接著開始發脾氣，個性變得很奇怪，不管大事、小事都很易怒，類似這樣的情況一個禮拜會出現一、兩次。」太太說，家人都知道他生病了，所以都會選擇包容。

「後來怎麼會想到要到醫院？」

「因為前陣子我們去金門玩，回來的時候他走路變得整個重心不穩，身體都會不由自主往前傾，我就想說再帶他到醫院做復健，後來醫生告知，檢查後他的腰和腳都沒有問題，那時候我才想，是不是要檢查一下腦部，因為先生已經整個人變得很奇怪了，甚至也出現嗜睡，慢慢走路不穩的情況愈來愈明顯，後來又帶到附近的大醫院去做檢查，才發現是腦裡長腫瘤。」本身從事護理工作的太太，意識到先生的異常狀況有多麼嚴重，進而才找出真正的病因。

不過，卻因為罕見的大腫瘤，醫生表示手術風險極高，甚至死亡，於是建議他們再觀察看看。於是阿彥在太太的尋找之下輾轉來到大林。

「我在網路上搜尋，陳副院長是相關的腦部手術專家，所以透過友人的協助掛號，順利來到這裡。」太太說自己在網路上做了很多功課。

阿彥檢查後發現腦部長了一顆六公分大的右側腦室內室管膜下瘤（圓圈處），不僅走路變得不穩，記性也跟著變差。

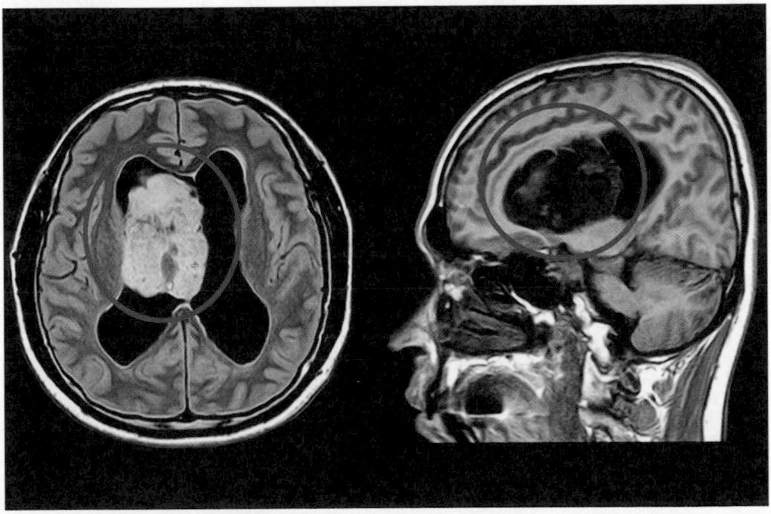

聽完了阿彥的辛苦求醫過程後，我告訴他們，腦瘤常會造成嚴重的失能症狀，如肢體無力、失語症、意識改變等，因此積極治療更重要，建議最好趕緊安排住院接受手術治療。

一聽到可以開刀拿掉腫瘤，阿彥與太太都非常高興，雖然難免擔心手術可能的風險及後遺症，但終究找到一位可以幫他治療的醫生。

門診後隨即決定住院開刀，阿彥透過顯微手術，順利將六公分大的右側腦室內室管膜下瘤切除，後續並配合復健治療，持續恢復四肢功能。

陸續回診的阿彥，在一次閒聊中得知，他的岳母以前長腦瘤也是由我手術，而他的太太則是我大學同學目前任職醫院的護理師，如此巧妙的因緣，藉由醫病關係將我們聚在這裡。

手術後四個月，阿彥再次回診時，表示自己已經恢復正常行走功能，也順利回到他的開心農場工作，重返大自然懷抱。

健康小常識

腦室內室管膜下瘤是一種良性腫瘤，起源於室管膜下細胞，包括室管膜下膠質細胞、星形細胞以及室管膜細胞。此腫瘤較為罕見，在所有顱內腫瘤中不超過百分之一。可以發生於側腦室或四腦室，鄰接於側腦室壁或透明隔，或腦室底部。病變越大，越有可能出現囊變和鈣化。

然而，鈣化不像其他腦室內腫瘤那樣粗糙明顯，通常呈細微點狀鈣化。在無症狀的患者中，發病的平均年齡是六十歲，但是若有症狀出現時，平均年齡則是四十歲，以男性居多，目前治療方式仍以手術為主。

卡到陰

海綿狀血管瘤

近幾年，以靈異恐怖為題材的電影，搬上大銀幕挑戰觀眾的膽量與感官，成功吸引消費者目光，在票房上大放異彩，獲得肯定。由臺灣自製首部邪教驚悚電影《咒》，得到金馬獎十三項入圍，更創紀錄成為首部 Netflix 全球排名前十的臺灣電影。

類似這種邪靈入侵、卡到陰的真實案例，在我的門診中屢見不鮮，經常是跑了各大廟宇化解無效之後，才來到醫院尋求進一步的檢查與治療。

這一位三十九歲的田女士，正因為五年前突然性情大變，原本樂觀愛笑的她，在生完第一胎之後，突然變得愈來愈不愛講話、孤癖，甚至出現恍神狀態，時常話講到一半就不自覺走神、兩眼呆滯，家人原以為是帶小孩壓力過大，造成產後憂鬱症，但帶到醫院檢查後一切正常，最後家人懷疑可能是「卡到陰」。

如同靈異電影中出現的情節，一對單親母女開始在公寓裡聽見詭異的聲響，女兒在毫無預警之下被魔鬼纏身，感到身體不適，不僅口出惡言、自殘，更做出許多小女孩不應該有的行為，母親帶著她看了許多醫生卻不見好轉，於是尋求宗教的力量幫助對抗邪靈。

田女士後續由家人帶到一間香火鼎盛的廟宇，希望藉助神明的力量幫忙處理這些「無形」的冤親債主。

「我太太出現怪異的行為已經有一陣子了，她有時候會突然大哭，脾氣還變得很暴躁，情緒變化極大，甚至還控制不了自己，會莫名其妙罵人，然後問她為什麼要這樣，她都說不記得自己有做過這些事。」先生告訴師父太太這陣子的異常行為。

「還有一次，她下班騎機車回家的路上，突然間失去意識，醒來的時候已站在路邊，路人告訴她，剛才她騎車擦撞到路邊的電線桿摔倒，後來自己爬起來。

但她的腦袋卻是一片空白，剛剛發生什麼事自己都不知道，還是當時經過的鄰居看到後告訴我的，幸好只有擦傷而已。」因為家人都非常擔心，先生要太太把工作辭掉，待在家裡比較不會出事。

隨後廟裡的師父協助處理化解卡到陰相關事宜，卻沒想到回家後沒幾天，田女士突發癲癇，眼睛往上吊，全身僵硬，嘴唇咬的都是血，家人發現她倒在地上，嚇得趕緊送醫，但事後整個過程，她也說一點印象都沒有，好像從未發生過一樣。

「你太太剛剛照過腦部檢查，裡面有長一顆瘤，最好快點做手術治療。」先生聽到醫師宣布的結果，一時之間感到驚慌失措，不知該如何是好，但又不敢讓太太冒然動刀，於是決定先拿藥返家後休養。

回到家中，先生找來親朋好友一同討論，同時一邊上網搜尋治療這方面疾病的相關專家，但田女士卻在這時候表示不想開刀，她擔心可能會死，或留下嚴重的後遺症。

直到最後，面對親友們的鼓勵與支持，讓她有了信心和勇氣迎向挑戰，並且推薦到大林慈院求醫。就這樣，田女士在先生陪同之下，帶著外院檢查影像來到我的門診。

透過螢幕中的影像清楚可見，田女士腦部裡的那顆腫瘤，其實是一種海綿狀血管瘤，為腦部一種血管病變，每一次的出血都會造成新的神經症狀出現，就像腦中一顆不定時炸彈，重覆出血超過三次，必須要開刀治療。

田女士腦部中約兩公分大的良性血管瘤，長在顳葉位置，影響記憶、個性。

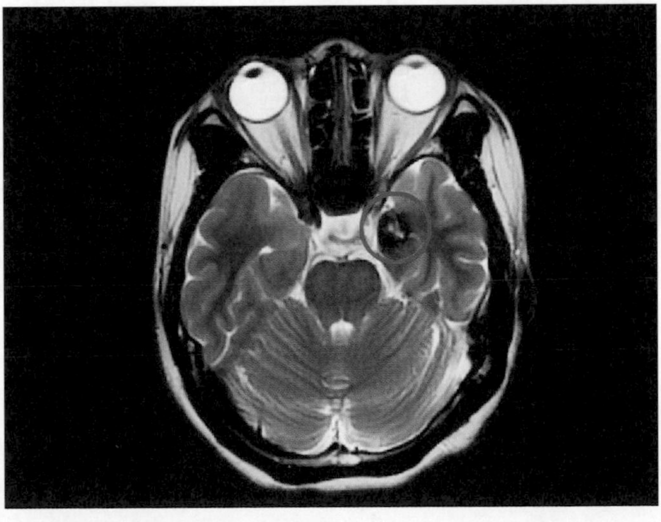

磁振造影檢查影像中，圓圈處可看出顳葉有個黑色像爆米花的病變。

由於出血後造成血色素沉積，進而刺激腦部異常放電，形成癲癇發作，常見症狀包括癲癇、顱內出血，有時即使血管瘤長在腦幹，若重覆出血就會出現複視、眼睛看不清楚，甚至吞嚥困難、癱瘓，每出血一次症狀就會更嚴重，要在還可以開刀時趕緊開刀。

田女士的手術進行得相當順利，並在術後住進加護病房觀察，兩天後轉入普通病房繼續接受治療。就在出院前的查房，田女士開心的說，現在的記性已經慢慢恢復到從前的狀態，不再忘東忘西，而且自己做過的事，說過的話都還記得，心情上也不像之前那樣憂鬱了，感覺整個人又重新活過來一樣。

「感謝陳醫師救了我的太太，讓她重回以前的模樣。」先生嘴裡不斷向我說著感謝。

我雙手合十給予祝福，並鼓勵夫妻倆齋戒積善茹素造福緣，不僅為自己的健康祈福，也同時為天下的眾生祈福。

健康小常識

海綿狀血管瘤是腦部其中一種血管病變，它是由一堆良性不正常的血管組成，臨床常見症狀有癲癇、顱內出血、局灶性神經症狀，有時即使血管瘤長在腦幹，若重覆出血就會出現複視、眼睛看不清楚，甚至呑嚥困難、癱瘓，每出血一次，症狀會隨之嚴重，所以還是要在還可以開刀時趕緊開刀。

多數海綿狀血管畸形長在大腦的額葉、顳葉等位置，若影像檢查沒有破裂出血過、或目前沒有症狀，一般建議先做觀察追蹤，手術並非首選；反之，若出血超過一次而且有症狀，且症狀無法以藥物得到妥善控制，才會考慮手術切除。

孕後婦女若出現個性異常改變、記性變差、情緒低落等，除了可能是產後憂鬱，還要注意可能有腦有血管病變，最好找專科醫師盡快做檢查，才能把握最好的黃金時間做治療。

腦瘤剋星

罕見顱內副神經神經鞘瘤

一九八四年美國推出的超自然喜劇片《魔鬼剋星》，在當時造成了不小的轟動。劇情描述哥倫比亞大學超心理學三位教授在紐約公共圖書館調查靈異現象時，第一次看到鬼魂，但校長卻對他們的封建迷信說法嗤之以鼻，要求他們捲鋪蓋走人。三人在廢棄消防站成立「魔鬼剋星」接洽抓鬼滅鬼業務，開發的抓鬼裝備居然還是核動力高科技，從此之後聲名大噪。

由此可見，要能順利打敗魔鬼，除了靠著團隊合作的力量，同時還得工欲善其事，必先利其器，想把工作做好，一定要先使工具精良。提到傳統的腦部手術，通常都要在頭皮上劃一個長達十二至十五公分大的傷口，之後再把頭皮翻開到臉部後，從頭骨上打兩至三個洞，接著再把頭骨鋸開，還要將正常的腦部勾開，才可以看到腫瘤或病灶位置。

現代科技發達，一般切除各種腦瘤或腦血管病變與脊椎等精密手術時，除了使用精密手術顯微鏡，在藉由神經導航系統的整合，以及電位儀監測顱神經、運動神經、感覺神經，可讓醫師即時知道病灶和周圍正常組織的相對關係及距離，降低正常神經組織和血管損傷的機率。

七十一歲的許先生，一路搖搖晃晃走進診間，他說大約九個月前開始出現視力模糊、頭暈，但因為症狀輕微不影響日常生活，所以也未再進一步處理。直到最近發現連喜愛的網球運動，怎麼也使不上力，每次揮動球拍就是無法對準球打，當時他一度以為是眼睛的問題，後續到鄰近眼科診所做視力檢查，但結果一切正常。

「我都會安排固定時間去打網球，那一天想去活動筋骨一下，沒想到球才一拋起來，想要揮拍的時候，怎麼都無法對準球打，原本還以為自己是不是太久沒打了才會這樣。」許先生描述當天運動的情況。

後來以為從此相安無事，沒想到某一天至家中種的菜園巡視時，想要蹲下除草，結果頭才一低，整個身體就慢慢往前傾倒，類似這樣的情況陸續發生了兩次。

「其實要走到菜園時，雙腳就已經感覺有點無力了，但還是堅持繼續慢慢走，直到了菜園，突然感覺頭很沉，蹲下之後無法控制身體平衡，接著頭部就一直往地面倒，即使想要用意志力把身體撐起來，但就是有心無力。因為當時菜園只有自己一個人，沒有人可以幫忙，最後還是靠自己努力爬了很久才爬起來。」

許先生說，幾天後走路也開始變得不穩、失去平衡感，感覺身體總會不由自主往前傾斜，而且每次只要動作一大，暈眩情況就又更加嚴重。

「到了鄰近的醫院就醫，希望能夠做詳細檢查，於是掛了神經內科，醫生說先開藥給我吃看看，吃了一陣子症狀還是沒有改善，所以又幫我做了腦部超音波和頸動脈超音波，但都說沒有發現什麼問題。後續轉到了神經外科，我請醫師再幫我做進一步的詳細檢查，沒想到安排做了磁振造影檢查，結果就發現腦部裡長了腫瘤。」他說。

「醫師沒告訴你這個要開刀嗎？」我問。

「有，但醫生說手術風險極高，告訴我再觀察看看。我之前也沒有生過什麼大病，所以不知道還能找什麼醫師，當時聽到醫生的宣布之後，整個人感到很無助、很茫然，回家之後詢問親朋好友，才得知親戚當中，有人曾經到過大林給陳副院長手術過，所以介紹我到大林找您。」許先生形容自己抱著希望而來的心情。

我告訴他，還是依實際看過檢查影像之後，再決定治療的方向，同時也安慰他

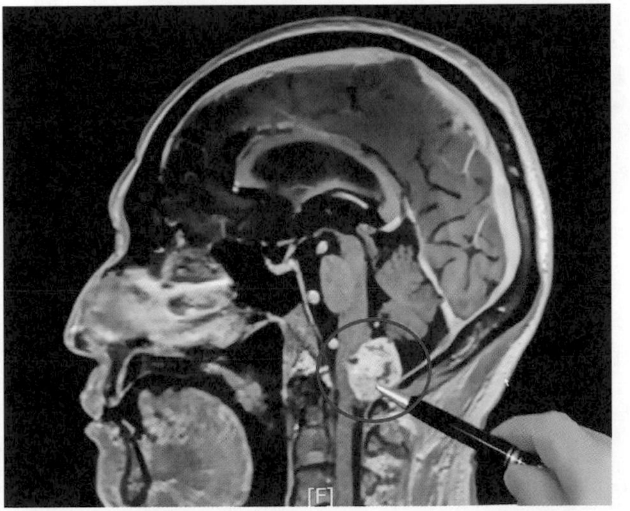

許先生打顯影劑術前的核磁共振檢查影像，圓圈處為三公分腦瘤位置。（攝影／江珮如）

不用過於擔心，隨著目前醫療技術的進步，結合科技與智能做手術，安全性及舒適度都比以前還要高。

門診中，我透過螢幕看著他帶來院外的檢查影像，畫面中清晰可見位於腦部的顱底腫瘤，而且腫瘤已大到壓迫腦脊髓液的出水口，造成阻塞性水腦症。此腫瘤為一種罕見顱內副神經神經鞘瘤，雖然為良性腫瘤，但因為生長的位置在腦幹，且鄰近延腦，與呼吸、心跳相關，若是不即時處理，嚴重恐怕造成癱瘓，甚至呼吸及心跳停止。

「要趕緊安排手術，否則延誤治療恐怕會有生命危險。」我再次強調手術的急迫性與必要性。

「可以手術那就太好了，我們都聽陳醫師的建議。」他說。

由於許先生的顱內副神經瘤長在顱底，一般手術危險性相對較高。在與病人及家屬討論之後，決定採用新式的神經導航系統，讓手術更加精準安全。經過兩個小時的手術時間，順利將三公分的腫瘤切除，後續住院一個月後返家休養。

在兩個月的持續回診追蹤及復健治療，許先生的雙腳已經恢復功能，行動自如從診間外面走進來，同時還特地帶了五十杯的飲料招待大家，以及一張親自手寫的感恩卡片，告訴我他很開心身體康復了，又能重拾最愛的網球運動。

健康小常識

切除腦瘤或腦血管病變這些精密手術時，除了使用精密手術顯微鏡，現在透過術中導航系統的整合，讓醫師在手術時，能即時知道病灶和周圍正常組織的相對關係及距離，降低正常神經組織和血管損傷的機率。

導航系統除了常使用在經鼻腦下垂體腫瘤、不同部位的腦瘤手術外，也可以運用在經皮腦病灶切片、神經功能性手術，如腦深部刺激及癲癇手術等。

病人經過麻醉後，醫師將病人頭上各定位貼片和導航系統中的影像作準確定位，螢幕上即可呈現實況顯現的腦部結構圖。接著利用定位探針，醫師便可精準知道腦病變的位置、大小範圍、深度，甚至還可以在手術進行前模擬手術路徑範圍，了解和路徑相關的重要組織與神經血管的相對距離，以此制定手術方案。

在面對精細的神經構造，狹小的手術空間及有限的解剖標識時，手術合併導航系統的使用，有效避免重要神經組織的傷害，達到更快速、更精準、更安全的手術品質。

膠質母細胞瘤

腦內來了惡客

曾經有一位病人說過，當致命的疾病在毫無預警的情況下找上門，人生頓時就像打開了生命倒數計時的鈴響，無時無刻提醒著自己，生命正逐漸走向終點。但即使面對徬徨與恐懼，往往身後家人那股愛的力量，卻能帶來無比堅強和勇氣。

小誠在不惑之年意外被醫生宣判罹患腦癌，當時全家陷入了愁雲慘霧的氣氛之中，面對一連串的噩耗打擊，他在求診時卻顯得格外冷靜。為了避免碰到熟人，他頭戴棒球帽，刻意壓低遮住半張臉，手中拿著院外的檢查影像走進診間，坐下後不疾不徐的說，三年前曾經接受過腦瘤手術，如今又再度復發，已經沒有信心留在原來的醫院做任何治療，於是四處向親朋好友打聽、上網搜尋資料，抱著一絲希望終於找到了這裡。

「你先拿資料到影像醫學科儲存入檔，等看到之後再討論後續要怎麼做。」我說。

「好的，謝謝陳醫師。」小誠與妻子非常客氣，頻頻點頭道謝走出診間。

過沒多久，夫妻倆再次進入了門診，就在透過電腦螢幕清晰可見，一顆三公分大的腦瘤再度攻占了他的右額葉，同時從過去病歷中發現，他的額葉惡性腫瘤屬於分化不良星狀細胞瘤，也就是第三級惡性腦瘤，於是明白的告訴小誠儘快安排好時間手術，並且提醒他，再放下去恐怕會有生命危險。

通常這個時候病人及家屬情緒都會崩潰，但他們夫妻倆卻異常冷靜，接著用一種淡定又從容的口吻問道：「我之前已經接受過一次手術了，為何腦瘤還會再長出來？不是應該切除之後就好了嗎？」

我坦白告訴小誠：「因為你的瘤屬於第三級惡性腦瘤。」

這時，小誠瞪大雙眼看著我，驚訝的說他之前手術結束，並沒有被進一步安排其他輔助性治療，只有定期回醫院拿藥以及做追蹤而已，是不是因為這樣才會又再度復發？

面對他的問題，我並沒有給予答案，畢竟在醫療上有太多的可能性，況且同行之間的輿論也並非好事，與其追究責任，不如積極的往前看，把重心放在現階段的治療，應該會好一些。

「你不用太擔心，雖然外科手術為重要的第一步，將腫瘤盡量完全切除是決定預後很重要的一環，但如何分清楚腫瘤與正常細胞，開刀時除了憑著醫生的經驗之外，隨著醫療進步，目前針對腦瘤手術可利用黃螢光輔助同時搭配手術中神經功能監測，能夠在手術過程中清楚分辨腫瘤與正常組織的界線位置，還能避免切除到正常的組織，更精準及做最大有效安全範圍切除，減少殘餘腫瘤存在，預後也比較好，接著術後再做放射治療，將術中無法切乾淨或肉眼看不到的癌細胞一網打盡。」我將治療方式清楚的說了一遍。

經過討論之後，他馬上同意再次手術，我接著說明這次手術考量他之前已有開過刀，此次開顱手術會以原來的傷口進行，同時依據病情決定開顱範圍。

「我相信陳醫師，所以這一次特地來拜託您，什麼樣的治療我都可以配合。」小誠用著堅定語氣回應我的說明。

「所以放射治療是必要做的對吧？」小誠這次用了疑問句。

我告訴他，畢竟是人腦，很難像身體其它部位的腫瘤一樣，可以藉由犧牲周邊正常組織做到更完全的切除，所以就算術中認為已經全部切除乾淨，但術後仍必須同時合併放射治療。許多病人在聽到開刀時，總難免會擔心害怕，更何況小誠即將面對再次的手術挑戰，通常焦慮都是來自於對未知的恐懼，若能在這個時候讓病人充分了解整個治療過程，或許可以讓病人與家屬對於手術的進行能有較多的安心感。

小誠點頭表示贊同，神情看起來也不再那麼惶恐不安，對於自己的治療過程清楚了解之後，也因此變得更加信任。

手術的日子很快到來，等待一切就緒，小誠被推進開刀房，在麻藥發揮作用之下，手術接著開始進行。透過黃螢光輔助，腦袋中的惡性腫瘤無所遁形，兩個小時之後，成功清除所有腫瘤。

術後經過病理檢查結果，證實小誠的腦瘤為膠質母細胞瘤，也就是第四級的惡性腦瘤，屬於最惡性的腦瘤。

從加護病房順利轉入普通病房的小誠，經由護理同仁細心的照護下，恢復情況良好，在一次查房中，他娓娓道來內心真實的想法與感受。

「沒辦法，就遇到了，還是得要面對，但是心情真的很鬱悶。」小誠說，當得知自己長了腦瘤之後，心裡就不斷想著，這一生又沒有做什麼壞事情，為什麼老天爺要給他這種懲罰。

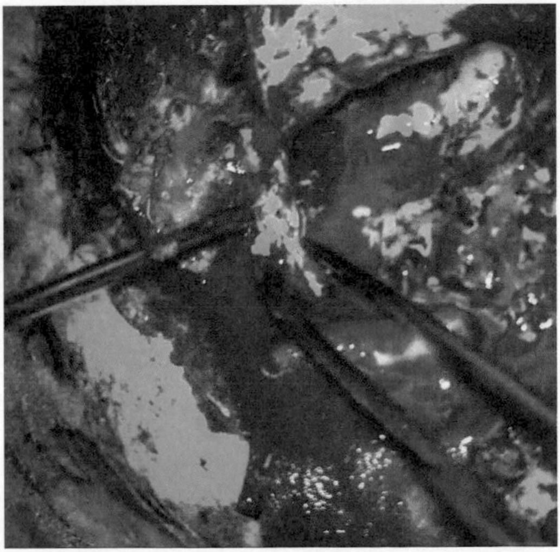

透過黃螢光輔助，可在手術過程中清楚分辨腫瘤的位置，還能避免同時切除到正常的組織，更精準及做最大有效安全切除範圍，減少殘餘腫瘤存在，預後也相對較佳。

他記得，那一天開車正要準備送貨，因為接近中午的時間，所以就先到離家不遠的一間麵攤吃個東西，卻沒想到熱騰騰的麵都還沒上桌，忽然間整個人倒地不起，接著就像癲癇一樣不斷抽搐。

「當時倒在地上，身體失去控制，不過我的意識還很清楚，都有聽到旁邊有人在說話以及走來走去的聲音，有人靠近問我怎麼了，也有人趕緊叫救護車，大家都很熱心幫忙，後來我被送到附近的一家小型醫院。」小誠說，記得到了醫院之後，癲癇症狀就緩解了許多，醫生先安排做X光檢查，再來便開始詢問相關病史。

「在這之前，我都沒有什麼特別嚴重的疾病或身體不適，兩年內偶爾會出現類似癲癇的狀況，但發作時間都不長，一下子就恢復正常，所以一直以為是工作過於疲累。」他開始回想之前的身體狀況。

接著，醫生表情凝重地告訴他，剛剛發現腦部疑似有一顆東西，但因為目前醫療設備不足，必須轉到大型醫院做進一步檢查。對於這個晴天霹靂的消息，讓小誠既害怕又難過，怎麼都不敢相信自己會得到這種病，而這一切只能怪自己沒有提早警覺。

許多罹病的人會認為自己拖累家人，被那股因病而生的自責感所吞沒，小誠正是如此，當得知腦癌的事實雖然震驚不已，卻也想要抽絲剝繭找出生病的原因，給家人一個安心的「交代」。於是他開始自我審視過去的日常生活作息，懷疑可能是因為工作過於操勞，加上每天送貨時間都超過十二小時，有時候甚至二十幾個小時也都有，在長期休息和睡眠時間不足、飲食不正常的情況下，因而導致疾病上身。

「因為覺得自己還年輕、體力夠好，所以總是拚了命在工作，沒想到身體有一天會垮掉。」他說。

「所以第一時間醫生說要做手術時，你都沒有想過再到別家醫院看嗎？」我好奇詢問道，因為通常病人一聽到要開刀，都會再三考慮、貨比三家。

「當時醫生說我這個腦瘤要趕快開，自己想說處理掉也好，看看身體會不會好起來，接著手術後醫院也沒有再安排做其他的治療，除了按時拿藥，再來就是固定每三個月回診一次做追蹤，結果沒想到這次發現腦瘤很快又長出來了，醫生說有兩公分的大小，要做手術，讓我非常害怕。」說到此處，他還是沒忍住男兒淚，一心只求把病治好，可以恢復原本正常的生活，更何況家中還有兩個年幼的孩子，再怎麼辛苦也要努力活下去。

我請他放心，把接下來要做的治療交給我們就好，其餘的心力就放在家庭上，畢竟接下來還有一段漫長的路要走。

手術當天，透過黃螢光輔助，腦袋中的惡性腫瘤無所遁形，兩個小時之後，成功請走腦內中的「惡客」。關好傷口，我移動到一旁的電腦完成手術病歷，然後走出開刀房外與小誠的妻子說明手術情況，告訴她手術已經結束了，過程一切順利，請她不用擔心，目前人正在恢復室休息，等一下會轉到加護病房。

小誠的妻子聽到先生一切平安，激動的握住我的手不斷道謝，並且告訴我，家中的長輩一直很擔心，現在全家人終於可以放下心中的大石頭了。

就在恢復情況良好之下，小誠轉入普通病房，並於一週後順利出院返家休養。第一次的回診，夫妻倆手牽著手走進診間，好似決定同心協力一起面對接下來的挑戰。小誠禮貌的打了招呼後坐下來，我指著螢幕中的影像，仔細說明手術時腦部的惡性腫瘤已全面性切除，後續會再轉由放射腫瘤科做治療，並且叮嚀他要好好配合每一次的療程。

夫妻倆這時臉上露出笑容，熱情地邀請我有空到屏東旅遊記得找他，屆時店裡最好的海產都會拿出來招待，我笑著雙手合十道感恩，告訴他我已吃素多年，這分心意收到了，並祝福他後續治療一切順利。

健康小常識

多形性膠質母細胞瘤為最常見的原發性惡性腦瘤，根據美國癌症協會的估計，每年約有一萬三千名病人死亡，一般好發於四十五至六十五歲男性身上，不過也有年紀輕輕就發病的案例，發病原因目前仍不明，可能與基因突變及環境有關。

臨床症狀從非特異性的頭痛、頭暈、記憶衰退，到特異性的語言障礙、認知缺損、感覺異常、肢體無力、癲癇發作，以及嚴重的意識昏迷都有，這也是多形性膠質母細胞瘤難以早期發現的原因。

因為初期症狀不明顯，發現時往往已經有一定大小，目前臨床上最有效的治療方式，以外科手術切除加上化學藥物及放射線治療為主，但因為是屬於腦部原發性的惡性腫瘤，所以與正常腦組織的邊界不清，手術時又為了要保全重要神經構造，不得不妥協而無法完全切除，所以極易復發，造成治療上的困難重重，不過目前已有黃螢光輔助手術，能更精準、安全的做大範圍切除，期望能為病人帶來一絲曙光。

勇者向前走

大林慈濟醫院建院期間，因為建設工程浩大、經費龐大，當時人力、財力都相當缺乏，許多慈濟志工發心募愛、募款，接引更多人走進慈濟。許老師就是其中一位，當時教聯會（註1）開始要籌組的時候她就參加了，自然而然成為雲嘉區第一顆教聯會的種子，並以「研討慈濟人文精神，融入教學活動中；淨化校園，祥和社會」為宗旨，期許用菩薩的智慧和媽媽的愛心，在校園裡用美善灌溉幼苗。

許老師是在地人，她任教的國民小學也在大林鎮上，一九九〇年受證慈濟委員後，積極投入慈濟，早年她不但為大林慈濟醫院建院而奔走，更承擔骨髓捐贈關懷志工，平日下課後還會騎著腳踏車四處募款，同時宣揚證嚴法師在大林蓋醫院的一念悲心，醫院的每一磚一瓦，都在她口述中活了起來，行動裡更不忘以一念恆持初發心以及不變的歡喜心做慈濟，用愛書寫人生最有價值的篇章。

教書三十多年，退休之後的許老師全心投入慈濟活動，沒想到卻在二〇一七年開始，陸續出現記憶減退的現象，認知能力也隨之下降，如同失智的症狀接連出現，更讓大家驚訝的是，當她拿起筆，連最簡單的注音符號要怎麼寫都不會。

在家人陪同之下，許老師來到失智症中心門診，擔任中心主任的神經內科醫師曹汶龍，為她安排一系列相關檢查，慢慢抽絲剝繭，果然從電腦斷層影像中發現腦瘤，而且這顆瘤已經壓迫視覺神經及聲音傳導區，曹主任與老師詳細說明病情後，接著便協助轉到我的門診做進一步評估與治療。

「腦部左邊的顳葉有一顆四公分腫瘤，腦水腫很明顯，像這種情況最好還是開刀切除比較好。」我仔細看過許老師的檢查影像後告訴她。

站在一旁的郭老師神情顯得有些緊張，陪同進入門診後，他就安靜站在一旁，沒有主動開過口，直到聽見太太要做手術時，他開始不停地「發問」起來。

「醫師，這個手術會不會很危險？一定要做嗎？成功率有多高？對她目前的病情有沒有影響？手術之後腦部的功能都會恢復嗎？」面對一連串的提問，讓我不知該從哪一個問題先回答，於是沉默了一下。

「陳副院長，真不好意思，郭老師比較容易緊張，說話急了點，他的個性木訥，憨慢講話，請您多多包涵。」許老師急忙轉頭制止先生一連串的提問，接著又趕緊和我解釋一番。

「沒事，那種心情我明白。」通常一說到要開刀治療，病人與家屬都會相當緊張、害怕，尤其是腦部手術最為明顯，所以在說明病情之前，謹慎地選擇措辭很重要。

就在看完病史資料，我終於明白為何郭老師會有如此大的反應，原來他是因為擔心太太可能是癌症轉移，心急之下才會滔滔不絕的提問。面對這個沉重的宣告，坐在椅子上的許老師彷彿早已預知，蕩漾在臉上的笑容帶著一抹淡淡憂傷，接著雲淡風輕娓娓道來，自己如何發現疾病的經過。

她說，一次洗澡的時候不小心在浴室中滑倒，送醫之後原本以為只是單純的跌傷或腦震盪，不料竟然被檢查出肺腺癌第四期，當時醫生還評估，大約只剩下六個月的生命期，請她要有心理準備。

「瞬間，人生猶如被判了死刑，可是我並沒有怨天尤人，反而坦蕩的接受這個事實，心想既然疾病找上門了，那就正向面對，安然接受命運、接受一切正規治療。」許老師說，果然皇天不負苦心人，所幸後續在胸腔內科賴俊良副院長等醫療團隊悉心治療下，病情控制

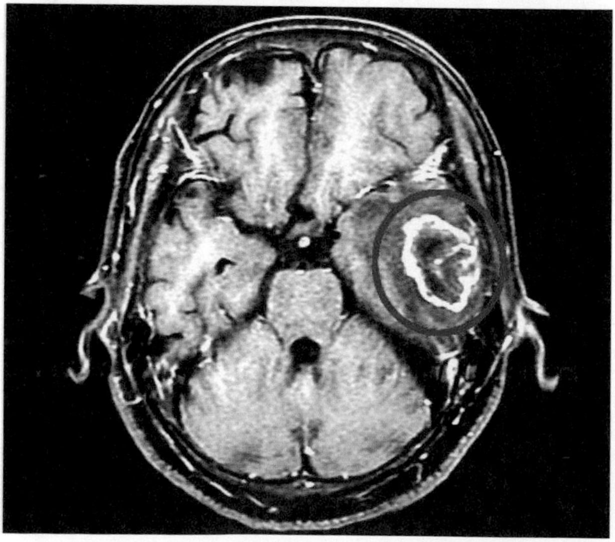

從電腦斷層影像中發現，許老師腦部左邊的顳葉有一顆四公分腫瘤，腦水腫很明顯，於是建議她開刀切除。

穩定，雖然視力變差、聽力受損，但卻絲毫不影響她想做慈濟志工的心念。

我告訴他們夫妻倆，隨著醫療科技的進步，高科技輔助下的開顱手術，像是術中監測系統及導航顯微手術，都可使傷害降到最低，請老師安心接受手術治療，等重拾健康的身體之後，再來做慈濟也不遲。

只見許老師露出燦爛笑容，表示對這次手術有信心，而且一定要把自己照顧好，不讓大家擔心。

後續接受手術安排的許老師，開刀一切順利，術後的病理切片檢查報告，顯示腫瘤為轉移性，證實這顆瘤是由肺腺癌轉移至腦部，於是住院中加入胸腔內科等跨科團隊照護。經由標靶藥物治療，半年後病情已獲得良好的控制。

不過，老師一度因為接受化療及標靶藥物，手指甲一碰就痛，甚至腳指甲也出現劇烈疼痛，她形容每走一步就像刀在割一樣。由於標靶藥物本身會造成手腳掌、包含手指腳趾邊緣乾燥龜裂，如果指甲周圍乾裂，容易因為感染發炎、紅腫，造成甲襞周圍的指甲被紅腫的指緣包住，愈來愈惡化，因而造成甲溝炎。

即使在家休養，只要病情穩定，許老師照常積極參加慈善訪視，騎著腳踏車到處收善款，每天還是活得很快樂，做慈濟的心堅持不懈，堪稱人品典範。

二〇二二年的二月，老師因為水腦症來院接受腦室引流管置換手術，後續恢復狀況相當好，「閒不下來」的她，在病房裡開始打電話報平安，同時還預約大家收善款的時間，要讓所有人都見證「有願就有力」，只要堅持下去，就沒有什麼做不到的事。

「我想，這個不是奇蹟，應當是心念非常堅定所致。心安，自然精神壓力就沒有，能夠得到非常好的結果。」她說。

七十三歲的許老師，陸續經歷了腦瘤切除手術、腦室引流管置換手術以及持續標靶治療，她常說「只要我能做的，就一定把握住因緣。」老師的這句座右銘，一直到人生最後始終沒有改變。

註1：教聯會是指一群滿懷善心和愛心的教師，以及社教機構、學術研究機構專業人員所

組成的「慈濟教師聯誼會」（簡稱教聯會）。

健康小常識

轉移性腦瘤是癌細胞經由血液轉移到顱內之腫瘤，癌細胞在腦血管運送過程中造成血管栓塞、增殖、血管破裂，再增大，故常形成大小不同之單發或多發性轉移。

任何器官的癌症都可能轉移到腦部，成年人以肺癌、乳癌、大腸直腸癌、腎臟癌等居多，兒童腦轉移則大都源自於肉瘤、神經母細胞瘤及生殖細胞瘤。其中以肺癌最常見，約百分之十至二十的非小細胞肺癌患者，在一開始診斷為肺癌時即有腦轉移，之後約百分之二十至三十的患者，在疾病發展的過程也出現腦轉移。

當癌症轉移至腦部臨床表現主要因腫瘤的大小、數量、所在位置、有無合併腫瘤旁腦組織水腫等而有所不同，包括頭痛、噁心、嘔吐、頭痛、語言能力、聽力、視力改變、肢體無力、癲癇、意識改變或行為改變等，一但出現上述這些症狀時，須排除腦神經退化、藥物、中風、創傷、精神疾病等因素後，就得高度懷疑腦轉移。

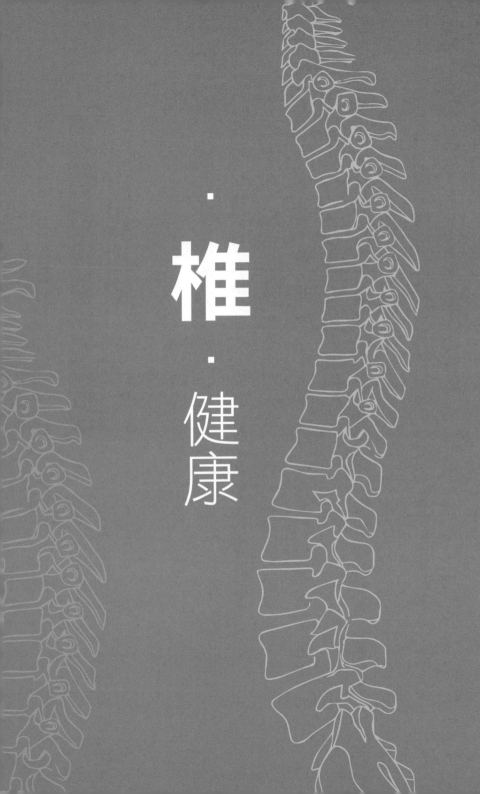

椎·健康

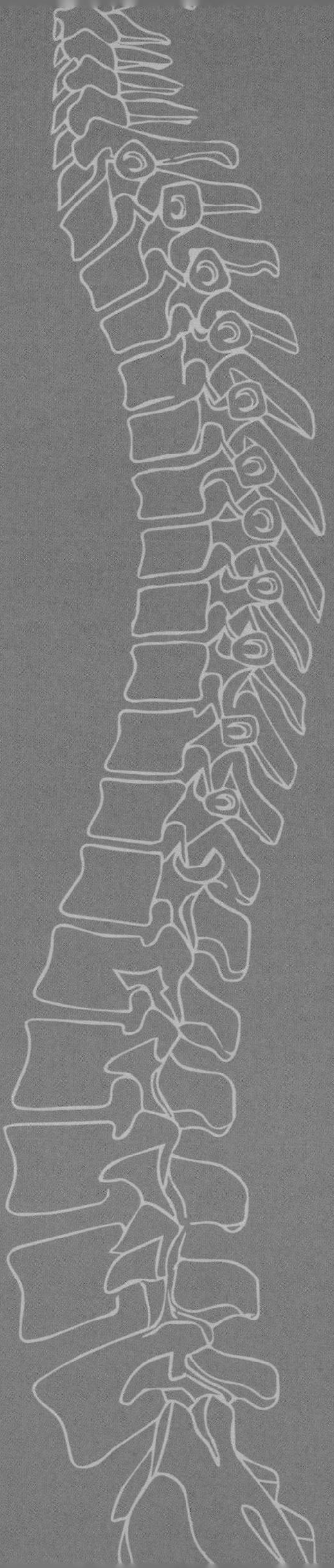

父子同病相連

逢希伯林道氏症候群——脊髓血管母細胞瘤

醫學的發展是日新月異，學無止境，但如果只是畏懼醫療糾紛，刻意把風險評估提高，導致病人判斷失準，一個個寶貴的生命就可能因此而流逝。

二〇〇六年某天早晨，我才剛剛結束第一臺刀，正在恢復室觀察病人狀況，突然一位護理同仁急忙跑過來，手中拿著一個大牛皮紙袋，可能是過於緊張，她一邊喘氣，一邊斷斷續續地訴說要請託的事。

「陳醫師，可不可以拜託您幫我哥哥看片子？」她臉上露出著急的表情。

「好啊！沒問題。」我不假思索的答應道。

在門診裡，已有許多四處求醫而碰壁的患者，一般都是已經跑遍北、中部的名醫之後，最後才到南部醫院尋找奇蹟。

手中接過片子，我聚精會神地盯著那張黑白影像，隱約在頸椎的地方，看起來暗藏著波濤洶湧的危機，初步推測應該是瘤沒錯。

「帶你哥哥過來醫院，這看起來是長在頸脊髓脊髓內的瘤，可以手術取出。」簡單幾句話，我告訴她影像中所透露出的訊息，雖然這種瘤很少見，但卻可以經由手術解決，它不是不治之症，不過不治療的話卻會要人命。

這段氣氛沉重的對話後，這位護理同仁忍不住哭了出來。她說：「五年裡，跑遍了北、中、南各家醫院，每位醫生都不敢替哥哥開刀，叫我們回家再觀察看看，一直等到現在，哥哥手腳都不能動了，沒想到陳醫師您願意幫我們動手術。」

我趕緊回應她：「這個手術不是不能做，只是技術上的問題，我一定會盡全力幫忙。」

很多時候，生病難免讓人變得脆弱、聽任擺佈，但也因此考驗著取決於彼此信任的醫病關係，所以只要是對病人好的，對我而言，即使是冒著再大的風險，若能夠讓這些病人生活回歸到正軌，我都願意勇敢迎戰。

「更何況不懂的地方還可以找書上資料、詢問老師，其實選擇治療的方式有很多種，而非受限於技術層面的不同。」我再次補充道。

幾天後，雙腳呈現癱瘓狀態的阿德，由家屬推著輪椅緩緩走入診間，他的神情看起來憔悴而空洞。我看著他，眼神似乎試著抽離同情之中找到希望與現實之間的平衡，一個二十幾歲正值青春年華的年輕人，卻必須面對生命無法掌控的事實。

由於時間太久，阿德的脊髓神經已受到嚴重壓迫，現在的他，連手都呈現無力狀態，雙手、雙腳逐漸萎縮，平日行動必須借助輪椅，甚至每天只能躺在床上，無奈地守候著日落月升。

「五年前開始有手、腳無力、麻木現象，剛開始麻木感只出現在右邊手腳，原本以為是工作過於勞累所致，想不到過沒幾天，這股麻木不適延伸到左手腳，後來才趕緊到醫院檢查，結果醫生說，檢查發現脊髓的第三至第五節有黑影，不過勸我先別動刀，因為風險非常高，很有可能在手術過程中失去性命，最好再等一陣子不能動時再說。」阿德神情木然地敘述著坎坷求醫經歷，北、中、南各大醫院及名醫都找過了，最後所得到的答案卻都相同。

「開刀風險太大，再觀察看看。」就這樣，一次又一次的從懷抱希望中絕望而回，五年以來，沒有一位醫師敢幫阿德開刀。

阿德接著說，另一位醫生還說，我的脊髓裡長了罕見的「血管母細胞瘤」或「血管動靜脈畸形脊」，而且腫瘤異常巨大，約有五公分，因為壓迫到神經系統而影響行動、四肢功能，一般此種細胞瘤約為二至三公分，所以增加了手術上的風險，勸說不要動刀，繼續觀察看看。

「相信天無絕人之路，當一扇窗被關閉時，一定還有另一扇窗開啟，終究會找到敢替我動刀的醫生，更何況，我的孩子還小，不能沒有爸爸。」阿德憑著這股堅韌的毅力，與家人的鼓勵撐到現在。

在聽完了阿德的敘述後，我更堅定要為他做治療，因為病人不是只有一個人，而背後還有著家人、親戚、朋友，若是不幸往生了，這些愛他的人要怎麼辦？本來這個病就是可以治療，當然不能把他放著不管。

門診中，我開了一張做磁振造影的血管攝影檢查單，請阿德做完檢查後再回來診間，一切等看到片子之後再討論。

原本如穹宇般的高深莫測疾病，現在透過電腦中影像清楚可見，我告訴他，讓你五年來飽受病痛折磨的是一種「頸脊髓脊髓內血管母細胞瘤」（註1），這種瘤雖為良性，但卻相當罕見，如果沒有即時醫治，只要時間一久，最後會導致手腳癱瘓、肌肉萎縮，病患最

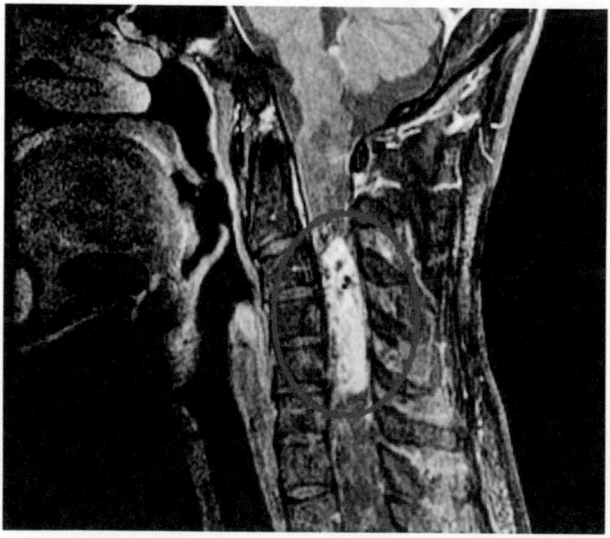

阿德經過檢查後，發現骨髓裡長了罕見的血管母細胞瘤（圓圈處），手術非常困難。

終則永久癱瘓無法復原。

阿德的家人為他安排好一切住院手續後，在即將手術之前，我向病人與家屬說明手術的危險性，由於此腫瘤不僅巨大，同時腫瘤上還佈滿許多血管，所以增加手術上的困難度，若過程中沒有相當仔細，可能就會因血流不止而死亡，且因腫瘤位置在頸椎第三到五節，掌管呼吸、四肢功能，如果受到破壞，後續腳的運動功能、感覺功能、平衡感，甚至大小便等都會受到影響，而這次開刀目的主要是治療疾病，不是只為了將腫瘤拿掉，所以必須在神經功能還有機會恢復的時候，趕緊做治療，才能提高復原的希望。

「知情同意」（註2）有時說起來很簡單，醫生說明風險與好處的輕重權衡，表面上看似鎮定而理性的病人，依照自己的意願做出決定，但往往現實情況則大相逕庭，病人其實既驚慌又懵懂，他們哪裡知道醫生有沒有本事成功地將病痛拔除，將他們從地獄中拉回天堂。

儘管科技日新月異，手術依舊充滿風險，但病人及家屬所懷抱的希望，總讓我在不知不覺中，費盡了心思想要處理病灶，拯救病人的生命，哪怕是要為患者承擔風險責任。

拯救人的生命就是在跟時間賽跑，不允許外科醫生有一秒鐘的遲疑。

我走向刷手槽拿起刷子開始清洗雙手，仔細地一指一指刷過、碘液消毒後，反覆兩次確定消毒完成才走進手術房，這一切為的就是確保患者在無菌狀態下開刀安全。

在裡頭準備的刷手護理師協助好所有裝備後，我開始集中精神進行這場危險而困難的挑戰。

手術中，為了順利移除腫瘤，同時又要顧及不去傷到旁邊正常的組織，以避免產生併發症，造成功能上的缺損，甚至危及生命，我小心翼翼的將腫瘤與神經剝離。

經歷了六個小時的手術，腫瘤不僅清乾淨了，原本脊髓空洞症的部分也已經復原。

遇到困難的手術，每一位外科醫師總難免緊張地等著病人退麻醉，縱使很肯定自己沒造成任何傷害，我現在正是用這種心情在恢復室守候著阿德。

「阿德，阿德，有聽到嗎？來，手動一下，腳也動動看。」

我看著他，心情正如熱鍋上的螞蟻。幾聲呼喚之後，他終於清醒了，經歷浩劫重生後，阿德微微睜開雙眼，正試著慢慢移動手和腳。

「太好了！」我瞬間解除了壓力，歡喜地走出恢復室向阿德的母親與妻子說明手術後的狀況。

「今天手術一切順利，剛剛檢查手和腳的功能都沒有問題，但是因為當初錯過了治療時間，導致嚴重萎縮的雙手無法完全復原，接下來就要靠你們自己努力做復健，讓手腳功能慢慢恢復。」

「謝謝醫生，謝謝您！」阿德的妻子激動的流下眼淚，母親更是緊握著我的手頻頻點頭道謝。

「真的很感謝陳醫師當時沒有放棄救我，否則這輩子可能都要臥床度日了。」阿德出院前不斷道謝，在他身上如實地見證了生命的堅韌與奇蹟，或許還有許多像他這樣到處求診而碰壁的患者正四處流浪著。

沒想到相隔六年之久，在一次值班時到急診看照會病人，無意間在不遠處看到那似曾相識的面孔，阿德的媽媽正站在病床邊揮手打招呼。

「陳醫師好。」簡單一句問候，她臉上露出擔憂卻真誠的笑容。

「怎麼了？吳媽媽」從她兒子住院治療期間，大家都已習慣稱呼她為吳媽媽，最後連我也是。

「我先生他今天出門工作時，不知道怎麼突然昏倒，幸好被路過的人發現後趕緊送來醫院。」吳媽媽大致上描述一下狀況，她是在事情發生後才接到通知。

我輕拍吳媽媽的肩膀安慰她先別想太多，一切都等檢查結果出來再看要怎麼處理。

只是，沒想到最後的檢查結果卻是造化弄人，電腦螢幕上的影像竟然是血管母細胞瘤，也就是說，吳爸爸的疾病和兒子相同，只是瘤長的位置不一樣。

透過電腦螢幕裡的檢查影像，我仔細地跟吳媽媽解說：「這個瘤和你兒子的一樣，只是長得位置不容易處理，它位於延腦連接頸脊髓之間，若不趕緊處理的話，恐怕會影響四肢功能。」

吳媽媽聽了之後開始述說病情：「我先生平時靠著打零工來維持生活家計，身體一向硬朗，平常很少生病，但就在幾年前，手腳開始出現麻、無力、身體不平衡，原本還以為是長骨刺的問題，後來醫生有建議要開刀，但由於擔心開刀的後遺症，所以都長期藉著止痛藥過日子，沒想到這次跌倒反而是救了他一命，查出真正的病因在哪兒。」

當得知自己的病情時，吳爸爸雖然感到愧疚，怎麼也沒想到兒子的疾病是來自於遺傳，不過當談到需要開刀時，他還是勇敢地接受，沒有任何恐懼，完全把自己交給醫生。

吳爸爸說：「我對陳醫師很有信心，兒子的命也是他救的，這一次慶幸自己因禍得福，我比起同樣疾病的兒子幸運許多，能在早期發現並將腫瘤拿除，才免於一輩子癱瘓的命運。」

由於吳爸爸的瘤長在延腦連接頸脊髓之間，加上這種血管母細胞瘤容易出血，所以開刀時風險很高，需要小心謹慎才不致於造成大出血及脊髓傷害，而有些瘤還會長在小腦及視網膜，有些則會合併有腎臟囊腫、胰臟囊腫、嗜鉻細胞瘤等，甚至出現腎細胞癌，除了發現時應儘快手術切除，術後也必須做定期追蹤。

似乎每一個生命降臨，都接受了上天的賦予來完成某些特殊的使命，生命的成長過程又將遭遇種種的挫折與磨難。手術後已能自然行走的吳爸爸，雖然對於遺傳這種疾病給兒子內疚不已，但面對未來這條漫長的復健之路，父子倆不僅彼此督促對方，也不忘相互鼓勵，一同邀約做復健，在無形中讓親情更加緊密。

而吳媽媽這位經歷傳統父權社會的偉大女性，從單純的家庭主婦，一夜之間承擔起家庭重要經濟支柱，為了接送先生及兒子到醫院回診、復健，六十多歲的她報名學開車，即使不識字，還是克服一切困難，順利考取駕照，其他的空檔時間則在家接做手工工作。

或許，對一位正徘徊在絕境邊緣的人來說，樂觀、永不放棄的毅力，正是那燃起希望的光明之燈。

註1：頸脊髓脊髓內血管母細胞瘤為一種良性腫瘤，起源於血管內皮細胞，腫瘤生長緩慢，病程長，導致脊髓空洞的發生率極高，約占百分之六十以上。血供豐富，常可見流空血管。

註2：知情同意為把常見手術中民眾需要知道的訊息，包括手術前的評估、手術治療的原理、手術的風險，手術前病人及家屬應注意事項，及手術後的照顧與保健等，由各科醫師提供內容規畫，再利用互動多媒體等影音技術，製作成深入淺出的教材，提供病人充分且容易瞭解的資訊，讓病人在參與治療決策及過程時，能自主地就自身的權益作出最好的選擇。

健康小常識

血管母細胞瘤屬較少見的神經系統腫瘤，約占原發性腦瘤的百分之二，常發生於小腦位置，其次是腦幹及脊髓。發病年齡以中年為主，男女比例約二比一。約百分之七十五病例屬於偶發，即出現單一腫瘤，其餘四分之一個案則與遺傳基因有密切關係，並且影響身體其他器官如眼睛、胰臟、腎臟、肝臟的囊腫或血管瘤，病人的血色素亦會異常偏高。隨著血管母細胞瘤的生長，日益增大的腫瘤將會壓迫到腦部，並且造成一些神經學上的症狀，例如頭痛、肢體無力、感覺喪失、平衡和協調問題，或是水腦症，發現時應儘快手術切除，術後要定期追蹤。

頸椎椎間盤突出

千刀萬剮之痛

在臺灣民間，不少人一有筋骨痠痛問題，總會想到國術館找師傅「喬一喬」，這或許對於一般跌打損傷很有用，但那「喬」一下，卻差點要了趙女士的命！

結束了早晨的會議之後，我快步走往診間，星期一的門診如往常般，等候看診的病人多到把診間擠得水洩不通。就在即將結束匆促的步伐時，眼角餘光飄向門診等候區的不遠處，一旁角落有位滿臉愁容的婦人眉頭深鎖，低著頭安靜坐在椅子上，表情好似等候這一場宣判能為她帶來曙光。

「一〇八號趙女士。」病人等候許久的那一扇門被開啟，門診護士拉大嗓門再次重覆叫號，深怕聲音被現場的吵雜聲淹沒。

那一刻，趙女士終於抬起頭，眼神之中露出一絲希望。

「媽，您慢慢走就好。」趙女士走路搖搖晃晃呈現不穩狀態，陪同看診的大兒子阿偉攙扶母親緩慢走進診間。

「什麼問題？」我簡潔有力地問道。

「我頭痛三年多了，現在是每天都在痛，左手也會麻痛不舒服，然後。」趙女士想要完整描述自己的病痛，但卻痛到欲言又止。

「我媽之前因為頸椎被檢查出有椎間盤突出，當時醫生說先不用開刀，後來做了很多不同的保守治療後，現在反而變得更嚴重，我們也有到過其他醫院檢查，醫生都說開刀後可能會癱瘓。」站在一旁的阿偉趕緊幫忙補充著。

從病人的症狀、病史、理學檢查來看，像是脊髓壓迫症狀，於是進一步安排磁振造影檢查，後續由門診護理師協助說明相關排程及檢查。

等待的時間對病人來說顯得特別漫長，趙女士坐立難安，心急如焚，猶如熱鍋上的螞蟻一般。她說，因為把最後一絲希望都寄託在這裡，期盼慕名而來的醫師，能夠順利將自己從痛苦的深淵中解救出來。

即使疼痛到無法順利平躺做檢查，趙女士仍然擠出一絲力氣爬上檢查臺上，咬緊牙關忍耐著，她明白在跑遍全臺各大知名的醫院後，醫師不是說開刀風險很高，要不就是建議做藥物及復健的保守治療就好，每一位醫生的宣判無異於死刑的診斷。

趙女士再次回到門診時，我看著磁振造影檢查影像結果與她說明：「你的頸椎椎間盤第六節與第七節突出壓迫到神經，加上突出的椎間盤已經有破裂壓迫神經狀況，建議趕緊做開刀切除，植入人工椎間盤。」

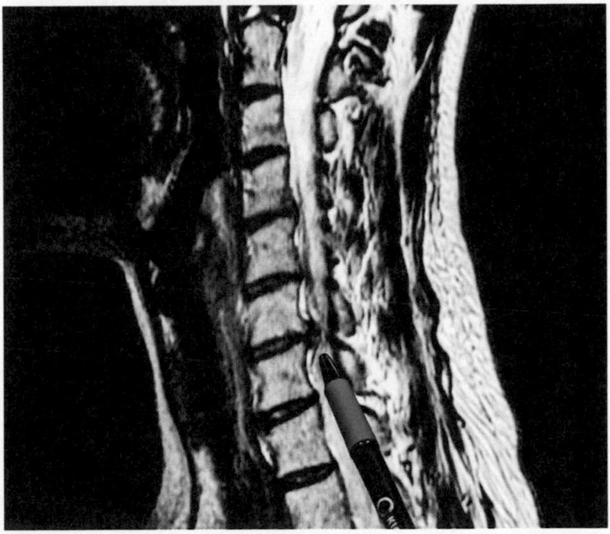

筆指的位置為趙女士頸椎椎間盤第六節與第七節突出，且已經破裂壓迫到神經。（攝影／江珮如）

對趙女士來說，手術中所可能發生的風險已經不重要了，因為現在的症狀讓她每天都痛不欲生，除了長期頭痛問題，嚴重時甚至無法吞口水，有時候還嘔吐到連膽汁都要吐出來，只要每次頭痛發作，腦袋就像被插上無數根針，肩膀也感覺有兩把大剪刀刺著，讓她動彈不得、生不如死。

正如同現今醫學發達，人們就算不是活著，卻在維持活著的醫學狀態下，生死的界線變得更加混亂，那個時候某個人應該決定對生命有利的決定，判斷對患者來說最有利的是什麼，那就是醫生的功能。我認為，即使許多病人有不知道原因的痛苦，但是沒有沒有原因的痛苦，所以凡事費盡了心思想要處理病灶，拯救病人的生命。

趙女士期待已久的手術終於到來。一大早，輸送人員到病房協助將病床推往二樓開刀房報到區，在護理人員完成所有的資料確認後，將溫暖的被子蓋在病人身上，推床直往手術室前進。

面對人生第一次的大手術，趙女士說：「沒有任何恐懼！因為只要想到清醒後，就能夠解除多年的病痛與折磨，那種歡喜勝過於一切。」

近兩個小時的手術順利完成，隨後進入恢復室裡，我走到趙女士的推床旁邊，開始強而有力地叫著她的名字，為了確認手術是否成功，通常都會請病人試著動動手、抬起腳等動作。

聽到我的呼叫聲後，等待麻醉甦醒的趙女士終於緩緩睜開雙眼，她開口用著微弱的氣音回應我，即使麻藥還沒退，但手腳所回應的力道，確實讓我放心許多。隨後，我請她繼續闔眼安心休息，並告訴她，所有病痛將在黎明的曙光來到後消失不見。

隔天早上查房時，見趙女士的臉上氣色紅潤，她告訴我，昨天在恢復室裡，病床旁的柔和色烤燈映照在我的白髮上，散發出微微耀眼金色光芒，一瞬間，她彷彿看到佛光普照膚病苦，如同佛陀醫眾生之病、救眾生之苦，兼具慈悲與智慧的大醫王。

行醫二十多年，總有許多病人及家屬偷偷為我取綽號，趙女士就給了我「省話一哥」的名號，就連院內的護理同仁也幫我冠上了「神副」稱號，這個簡稱其實是指腦神經外科加上副院長的職稱，當我得知的時候，不禁由衷感佩同仁的「創意無限」。

由於三年多的時間都在飽受病痛折磨，趙女士已經很久沒有一覺到天亮，睜開雙眼後的早晨仍不敢相信，腦袋上的針和肩膀的大剪刀全都不翼而飛，這一次的手術讓她猶如重獲新生。

坐在病床上，她露出久違笑容：「現在真的不痛了！不像一開始二至三個月都會發作一次，到後來一至二個月次數開始變得頻繁，最後每個月都會大痛一次，而且每次持續三天的時間，當時吃重劑型的止痛藥、打止痛針後都無效，有時候痛到連眼睛都睜不開，口水也不敢吞，眼球就好像快要爆出來一樣，甚至痛到想自我了斷。」

陪伴在病床旁的好友小華聽了之後情緒也跟著激動起來：「她兩個月拼湊起來的睡眠時間不到六天，而這六天也沒有完全睡著，白天就在家裡走來走去，要不就是痛到放聲大哭，我們已經找遍各大醫院，甚至針灸、整脊、小針刀等各種方法都試過了，但還是完全沒用。後來嘗試著做牽引治療，結果她忍耐做了第二次療程之後，沒想到反而比之前還要嚴重。」

「我記得那時候整個心臟就像快停掉了、臉色發白，身體已經呈現無法負荷的狀態。」趙女士接著說，當時為了治好這個病，除了去正規醫院，更多的行程是探訪各地的民俗醫療聖手，但病情始終反覆不見好轉，直到朋友介紹去做推拿看看，沒想到這一推，回家後痛到想自殺，兩邊肩膀就像有兩隻大剪刀刺著，轉左邊也不是，轉右邊也不是，動彈不得，躺著時身體一轉身就無法呼吸，整個從頭到頸椎都是硬的。

趙女士每天都在祈求看誰能救她，直到大兒子有一次到網路上找治療方式，無意中看見關於我的一篇治療椎間盤突出新聞報導，因此找到大林慈濟醫院，也終於如願以償重獲健康。

出院後的第一次回診，阿偉和弟弟手上提著大包小包陪在媽媽身旁，好友小華也陪著一同前往診間。

除去身上的病痛，趙女士臉上的愁容已經不在，眉頭也不再糾結，多了一分笑容的她，重新開啟塵封已久的話匣子。這時才知道，原來她以前是從事補教業工作，個性積極又開朗。

「謝謝陳醫師的救命之恩，讓我重新找回自己，回歸正常生活。」趙女士在門診中帶上自己親手做的素食料理，梅干扣肉、餛飩、蒲燒素鰻魚等，每一道菜都融入了滿滿的感謝之意。

「我茹素多年，自己也開了一間素食小餐館，不知道要送點什麼才能代表感激的心意，所以自己煮了幾道拿手料理給陳醫師品嘗看看，不成敬意。」得知慈濟推廣素食，我也同樣茹素，趙女士滿心歡喜重拾人生後的餘年，期盼自己能夠跟隨慈濟，響應蔬食環保愛地球行列，讓生命繼續在這條菩薩道上發光發熱。

健康小常識

對於頭頸肩痠痛患者，多數人一開始習慣先做推拿，但若是原本就有骨折情況，很可能因為推拿而造成骨折的移位後導致痠痛更嚴重，或若是本來沒有神經症狀，推了以後可能出現手腳無力、麻甚至四肢癱瘓，嚴重時還可能影響呼吸功能，所以建議應先找專科醫師檢查與評估，再進行適當的治療。

被打敗的英雄

腰椎椎間盤突出併左側腰椎第四節神經根壓迫

似乎每一個生命的降臨，都接受了上天的賦予來完成某些特殊使命，所以在生命的成長過程中，挫折與磨難總是接二連三。

從事警務工作多年的張警官，在第一次門診時就讓我印象深刻，他有著一對濃眉大眼，卻坐在輪椅上眉頭深鎖，哀聲嘆氣，彷彿對自己的人生失去憧憬和感到無能為力，因而陷入了絕望的憂鬱。

手指還忙著在鍵盤上來回敲打上一位病人資料，門診護士已打開門叫了下一號病人。坐在輪椅上的張警官由妻子協助推進診間，我一邊忙著輸入未完的資料，同時轉頭看向他，並微笑了一下：「你嚴重喔！」

只見張警官用一種期待的眼神，迫不及待告訴我：「陳醫師，我好不容易才掛到您的門診，我的腰背部已經痛到雙腳都沒有力氣走路了。」

看出病人的擔憂與恐慌，我請他先不用緊張。隨後張警官拿出在外院做的檢查影像，告訴我醫生說他的腰椎有很嚴重的發炎，並請他先回家吃止痛藥看看，若還是沒有辦法止痛，再考慮是否要做手術。

從檢查影像中，可以看出張警官的腰椎第二、三節、四節椎間盤突出併左側腰椎第四節神經根壓迫，通常出現腰椎椎間盤突出症狀時，並不一定就得馬上手術，一般都會先採取保守治療三個月，而腰椎椎間盤突出是相當常見的慢性脊椎退化病變，最常發生在第四、五腰椎及第五腰椎、第一薦椎之間，症狀包括坐骨神經痛、腳麻，嚴重時甚至還會造成下肢無力、跛行等。於是我告訴他，不用急著現在決定手術，回家與家人討論後再來就好。

張警官回家後的第五天，劇烈疼痛讓他再次投降，情急之下叫妻子簡單打包好行李。他說：「因為知道自己不行了，必須要快點到大林慈濟醫院找陳金城醫師救命。」

車子一路狂飆到了醫院的急診室，門口前，貼心的警衛上前協助開車門、推輪椅，張警官隨後被安排進入急診病床，同時急診的醫師也打了電話知會，通知我病人目前的病情狀況。

即使身心處於病痛折磨的時候，平常訓練有素的警務人員，觀察能力仍相當敏銳。忍痛躺在病床上的張警官環顧四周，努力擠出一絲力氣詢問急診醫生：「陳金城醫師今天沒有看診嗎？」

只見急診醫師笑著回應：「你不要擔心，這位醫生沒有在請假的。」

這句話讓他頓時感到疑惑，今天是

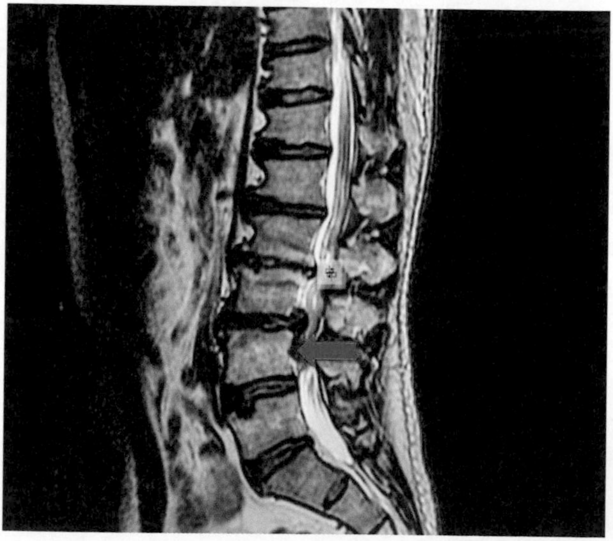

圖中箭頭處為張警官的腰椎第二、三節、四節椎間盤突出併左側腰椎第四節神經根壓迫。

假日，醫生還在醫院？難道是全年無休？腦海中還正盤旋著剛剛的問題，隨後現場幾位和藹可親的慈濟志工，已經走向前關懷，並主動詢問是否有需要幫忙的地方。

一位志工師姊走到急診櫃檯旁的飲水機，順手拿起環保紙杯裝了水，另一位志工師兄則是協助拿尿壺給他，怎麼也沒想到來了這個陌生的地方，卻有著像家一樣的溫暖感受，張警官口中不斷誇讚：「這裡的志工真的是大愛無私，而且還非常有愛心。」

二十分鐘後，我到了急診室，再次見到張警官時，他激動地握著我的手說：「陳醫師，您是我絕境中的信念，可是我現在已經痛到受不了。」

當下我立刻安慰他：「你不用擔心，我剛剛已經看了你的腰椎檢查結果，等一下做完手術後，疼痛就可以獲得改善。」

站在一旁的妻子頻頻點頭道謝，面對人生第一次大手術，張警官顯得有些緊張，他說：「此刻的心情可真是五味雜陳。」

隨即安排完成開刀手續，推床緩緩往開刀房方向前進，沿途中看見牆上掛著一幅靜思語，上頭寫著「心安就平安」，張警官形容自己彷彿吃了一顆定心丸，安心的把一切交出去。

手術接近兩個小時，將腰椎第二、三、四節椎板切除併椎間盤切除，及椎間融合器植入併椎弓根螺釘內固定，過程進行得相當順利。

術後回到普通病房，當清醒之後，張警官趕緊叫太太摸摸他的雙腳，看看有沒有知覺，隨後又動一動腳和身體，結果令他感到神奇，果真疼痛全都不翼而飛，他非常高興的跟太太說：「今天十二月十九日是我的康復紀念日，以後每年的這個日子，有空就要過來感恩陳醫師。」

早上一如往常的查房，不到八點鐘，多數病人還躺在病床上休息，但沒想到進入二七〇七號病房時，張警官已將自己從頭到腳打理好，梳洗得整整齊齊站在病房裡等著我們到來。

「為了要證明陳醫師的手術神乎奇技，我特地用站的方式迎接你們。」張警官緩慢地走了幾步給我看，臉上燦爛笑容，與一開始門診中那位愁眉苦臉的病患判若兩人。

「很好，很好，有沒有哪裡不舒服？」我扶著他先坐到病床上休息，等一下護理同仁還要協助傷口換藥。

「第一次的門診，與陳副院長見面才短短三分鐘而已，他雖然話不多，可是感覺上，卻好似認識了很久的老朋友。」張警官娓娓道來那一段不為人知的抗病心路歷程。

一九九六年開始從警，當時擔任教官的工作，因為經常要做大量的訓練，肌肉痠痛已成了家常便飯。

直到二〇一四年，某一次在做柔道訓練時不小心摔傷，那幾天正巧又是颱風天，陸續協助救災搬運，沒想到正在處理路旁倒掉的樹木，突然聽到自己的背部啪的一聲，當時只覺得腰背部疼痛再度加劇，但最後還是忍痛做完工作，直到回家休息時，才發現竟然嚴重痛到無法躺床、無法坐。

之後到醫院看醫生、吃止痛、打止痛針，成了他不斷循環的惡夢。當時醫師手上拿著照出來的片子說，脊椎的第二、三節有壓迫到神經，並說明開刀是一種破壞性，相當危險，可能終身癱瘓，甚至是死亡，若能吃藥就採症狀控制就好。沒想到，這一吃就是十幾年的時間。

張警官說，每次回想起那一年受傷後的歷程，總會忍不住冒冷汗，因為那是他人生最痛苦的時候。「那時候痛起來，根本連床都無法下去，尤其是左腳最嚴重，而且每次痛起來都只能彎腰走路，根本走不到一百公尺，因為身體已經痛到挺不直，病情開始日、夜加重，只能藉由到醫院打止痛針舒緩。」

陸續試過多種方法，像按摩舒展筋骨、拔罐、民俗療法，起初一、兩天有效，過後就又開始疼痛。張警官的太太看到他痛成那樣，都快嚇死了，她說：「你這種痛，看起來比我生小孩還要痛上好幾倍。」

讓張警官印象最深刻的，就是每次發作起來，都會全身發抖、心跳加速，沒辦法下床，連飯也吃不下，最後還因此患了憂鬱症。

之前有一位醫師告訴他，曾經遇到一位相同的病人，說自己每次痛起來就會開始大哭，但張警官卻說自己是把哭轉為笑，他說：「這樣至少不會讓別人看見而覺得丟臉。」

「我當過軍人、警察，哭出來讓鄰居看到會鬧笑話，所以每次要出門看醫生的時候，都會躲躲藏藏不讓別人看見。」他笑稱自己以前是英雄，現在卻變成狗熊。

軍人、警察都是受過嚴厲的訓練及考驗，張警官自認為比一般人還能忍耐，但這個疼痛卻打破他的意志力。他形容那種疼痛真的難以忍受，就好像有人拿著鐵鎚，將你的手指頭一根根打破，不自覺出現一種想要自殺的衝動。

其實一開始到處找醫生，南部也找了三間大醫院的名醫，但他們都叫張警官回家吃止痛藥，而每次痛起來，一次都要吃上四顆的止痛藥，但卻還是無法止住疼痛。

由於害怕手術的風險，張警官到處打聽哪裡有厲害的醫師，結果一次與朋友閒聊的時候，無意間談到病痛問題，朋友提到大林有一位很厲害的開腦醫生，同時也有在看脊椎，而且他在處理脊椎問題很精細，可以去看看，於是張警官叫太太趕緊掛號。

張警官第一次網路掛號掛不進去，後來拜託住在大林的朋友幫忙掛，好不容易掛到了六十七號。

張警官很擔心，因為看過很多人因為開刀而變得殘廢，但那時候只想趕快解除痛苦，所以無論手術後會變得如何都無所謂了，只要能把痛解決掉就好，並且告訴太太，如果手術後無法走路，千萬不能責怪醫師或告醫師。

沒想到結果一切相當順利，術後隔天就能下床走路，讓他相當開心。

「我當快要三十年的警察，很會看人啦！這個人是怎麼樣的一個人，我一眼就可以看得出來。」張警官形容，在門診時第一眼看到我，就覺得這位醫師讓病患很有安全感，值得信任，所以談到要開刀時，馬上就答應了，因為相信，可以把自己交給他。

我笑著點頭，雙手合十感恩他如此信任。

只見張警官接著說：「一開始我覺得陳醫師很奇怪，在我開刀後每天都來看我，連星期假日都來，有時候甚至一天來看兩次，問我有沒有好一點，讓我產生一種莫名的情感，無法用言語表達，就像是好朋友、家人一樣的親情感，所以一直在想，這世上哪有這種醫生，對病人那麼好？」

我認真的回他：「因為不放心，你做這是大手術。」

張警官馬上豎起大拇指稱讚：「您是一位非常貼心的好醫師，即使臉上不帶著微笑，也都能感受到對病人的愛與關懷。」

出院後，張警官每次回診都會帶著自家栽種的蔬菜、水果與我分享，更記得每年的康復紀念日到醫院探望我，並證明現在過著退休後的自在生活，都是因為健康的身體而得以圓夢。

健康小常識

脊椎椎間盤退化突出，一般會引起脊椎或肢體痠、麻、痛及無力感，如背痛、腰痛、坐骨神經痛、腿或腳麻木無力等，嚴重者還可能造成癱瘓，建議有症狀的患者，應儘早找相關的專科醫師做詳細檢查與治療。

頸椎椎間盤突出及退化

雷神索爾的復仇

美國超級英雄電影中，神界阿斯嘉的儲君索爾只要一伸出右手，那把雷神之鎚便能瞬間飛回手中，並以迅雷不及掩耳的速度操縱雷電能力，將所有敵軍都打成碎片，成功拯救地球，更成為人人歡呼聲中的超級英雄。不過這股神力若是落入凡間，誤打在凡人身上，那把神鎚可能就成了古代拷訊、拘禁罪犯和執行肉刑時使用的器械，不禁讓人不寒而慄。

五十二歲居住在北部的郭女士，有高血壓、雙眼白內障、慢性鼻竇炎等病史，但這些問題並不是造成她生不如死的原因，反而是被那看似不起眼的現代通病折磨著。

「陳醫師，我從七年前開始，經常性的頭痛，而且常常失眠，有時候走路不平衡，平時也很容易感到疲倦，一開始都以為是工作太累造成的，陸續到醫院看醫生、做復健，回家後覺得好像症狀有改善，但最後還是撐不了幾天。」門診中，坐在椅子上的郭女士眼眶泛紅，開始敘述歷經長達七年之久的抗病過程。

通常對於醫療工作者之外的人而言，這樣的故事太過於悲慘，沉重得讓人受不了，但卻是硬生生地在診間裡每天不斷上演，行醫久了以後，就得訓練自己必須跟現實抽離，但人是有感情的，惻隱之心也是與生俱來，看到病人因病而苦，還是會感到難過。

郭女士接著說：「我前陣子在家裡整理書籍，因為要回收的數量很多，搬完之後，突然十根手指頭開始發麻，後來找了鄰近醫院的骨科醫師打止痛針，打完後回家覺得有好一點，但隔天又感覺拇指和食指，好像被無數隻的螞蟻啃咬，慢慢的痛感愈來愈強烈，最後就像被鐵鎚打到手指頭一樣痛不欲生，甚至還經常抽筋無法拿東西，無奈只能辭掉工作。

「從那一天開始，除了假日，其他的時間都在醫院接受復健治療。」那段漫長又艱辛的日子，她形容每天就像在承受酷刑一樣，一度想要結束生命。

「跑了許多大醫院，看了無數科別，日復一日流連在多家醫院之間。」郭女士原以為自己是甲狀腺亢進，因為常會有胃食道逆流，所以也做了胃鏡檢查，中醫針灸也都做了，但還是沒有得到改善，每天都在循環，今天做這個有效，明天做另一種治療又無效，各種可以試的方法都試過了，病情就是不見起色。

郭女士皺起眉頭告訴我，各種的止痛藥及保健食品都吃了，就是想試試看這樣能否讓手指的疼痛改善，但疼痛還是沒有變，一樣刺痛、腫脹，甚至到最後筷子也沒辦法拿，陸續跑了四、五家大醫院，醫生都建議她不要開刀，原因是「頸椎有很多條神經，開完後癱瘓的機率很高」。

通常聽到醫生這麼說，病人絕對不敢再冒著手術失敗的風險繼續往前走，只能藉由藥物、熱敷、復健等保守治療緩解症狀。郭女士的疼痛感一直存在著，對她而言，活著卻是如此艱難，必須付出那麼痛苦的代價，但為了爭取生存權利，她忍受著一切苦，都是因為有家人支持的力量，所以讓她對生命仍充滿希望。

以前醫病關係總是權威醫生說了算，但隨著現代科技進步與生活形態的改變，有許多健康、醫學報導可以參考，病人已經慢慢轉型為「E化病人」，希望藉由正確的網路資訊來拯救自己。於是現代的醫生也跟著進化，不再把病人排除在醫療決策之外，而是給予病人權力決定自己的治療方針，讓病人積極參與治療決策過程，並藉由醫病互相交流所知，最終讓病人學會與自身疾病相關的知識。

門診中，我開了磁振造影的檢查單，以及能夠緩解交感神經的藥物，後續則由門診護士與郭女士說明檢查相關事宜。

幾天後的檢查結果中，郭女士的頸椎磁振造影顯示，頸椎第四、五、六、七節椎間盤突出及神經壓迫，經評估後建議手術，將壓迫神經根的椎間盤切除。

手術中為患者進行椎間盤切除並植入融合器，手術約一個小時即順利完成，郭女士在術後所有的疼痛與不適感已不翼而飛，同時手部的力量也逐漸恢復中。

大部分頸椎椎間盤突出的病人，在初期時會感覺像落枕，此為頸椎肌肉發炎反應，多數在一個禮拜內會好，但若進一步壓迫神經根而導致神經根病變，就

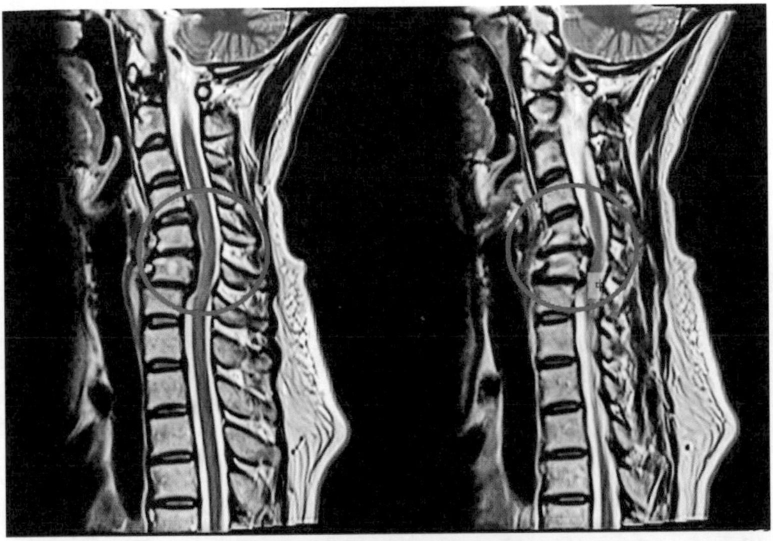

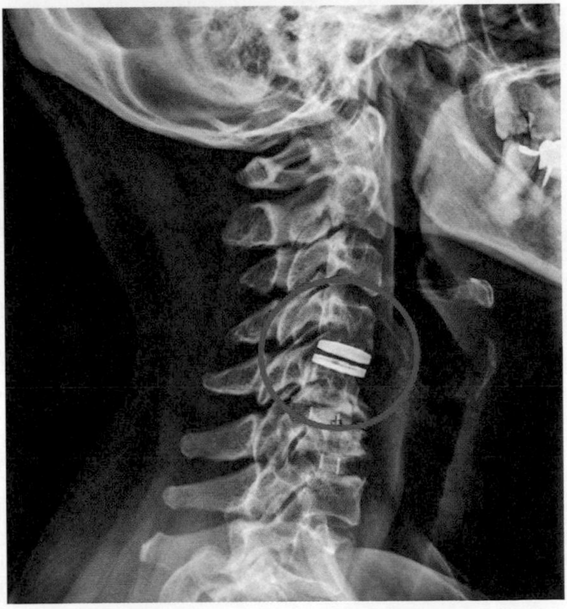

圓圈處顯示郭女士的頸椎第四、五、六、七節椎間盤突出及神經壓迫（下圖）。手術時將壓迫神經根的椎間盤切除，並植入融合器（上圖）。

會有右側或左側上肢的痠、麻、痛、無力，而若是壓迫脊髓時，則會導致脊髓病變，四肢會感到麻、痛、無力，有些人甚至會有大小便失禁問題。

通常我會告知病人，在還未確定診斷後，得要小心是否為腫瘤或骨頭移位，因為這類的病患經由推拿就會有風險，建議在治療前先查明病因，以免造成不可逆的損害。

郭女士在手術後屆滿三個月時，寄來一封電子感謝函，內文中寫道：「陳醫師您好，近十年罹病的苦痛，讓我意志消沉，原以為人生跌倒，沒有再站起來的機會，須與疼痛共處至終老。因您超群卓越醫術妙手回春，使我人生重啟了一扇大門，得以展開新生活，有活動的繼續向前行。治療過程，深刻體會，身為您的病患無比幸運、幸福，您認真用心對待患者，設身著想，使我感受到的，點滴感激心頭。印象最深，手術前後，凡有任何疑惑不理解，您總是不厭其煩解說、正向鼓勵，將專業醫學知識及療程，淺白清楚說明，緩解患者及陪病家屬不安緊張心情，是您常為之的。您給予病患最好最精準的診治、照護，如麻醉甦醒的時間非常精確，且手術完成時，又擔心患者因手術室低溫寒冷，即刻貼心遞來溫熱毯子蓋上，雖然當時意識及體力尚未完全恢復，朦朧中仍能感受到，不僅身體暖和了，心更是暖暖地。

您幾乎犧牲休息，甚至睡眠時間，全心全力造福病患，無論行程再忙碌，每日一定親自巡房，休假日也不例外，遇病患碰巧如廁，亦耐心等候，只為關心住院術後患者，有無復原良好，並親切諮詢同時送上問候，才放心離開病房。您所付出及援手，對於我是偌大的幫助、力量。仁醫仁術的您，如同人道醫學巨擘——史懷哲先生，真摯關懷生命，並用生命實踐真理，為患者們無私、無由、無止境地奉獻。不但持續燃燒自我，助益他人之真實心靈，且切身持續付諸行為，您令人敬佩之舉，已超越文字所能表述，為最好典範、榜樣。有您這麼好的醫生，真是患者們的福氣。」

其實我並不是一開始就受到病患及家屬信任。早期啟業後每當看門診，頂著一張娃娃臉總讓許多人質疑我的醫療經驗。即便如此，仍不會澆熄我對於醫療的熱誠，在成為醫生後，每天忙碌的醫療工作中，心中所想的都是病人，這個病人要怎麼治療，那位病人現在怎麼樣，思考都是圍繞在病人的病情上，以病為師，以病人為中心，更希望為求助無門的患者守住最後一線生機。

「病人能好起來，就是給自己最大的回饋！」我以此期許要做得更好。

健康小常識

椎間盤功能主要承受重力及彎曲動作，若脊椎在長期不當的受力下，容易導致脊椎椎間盤老化，甚至脊椎環破掉，因而使得內容物跑出壓迫神經，若一樣的姿勢維持過久也易過度磨損軟骨，導致軟骨變薄，所以最好相同的姿勢不要過久，特別是不當的彎曲要注意，建議一個小時就要起身活動筋骨。

腰椎椎間盤突出融合器置入術後併融合器移位

體內藏刀

生病時最常伴隨的疼痛症狀，是每個人都曾經歷過，也是病人求醫時最常見的原因之一，尤其是許多慢性疼痛在目前仍無有效的止痛方法，像是手術後、分娩、外傷及各種器官組織的急性發炎所引起的疼痛等，通常都會帶給病人難以忍受的折磨。

飽受疼痛長達十五年之久的戴女士正是如此。六十一歲的她是一位長期洗腎病患，那一天坐著輪椅到了我的門診，在痛苦的表情中主訴自己那段坎坷的求醫之路。

「陳醫師，我的腳痠痛已經好幾年，大約也有十五年之久，到現在不太能走了。」戴女士說道。

「你之前有在其他醫院看過嗎？」我問。

「原本預計要掛您的門診，但是那一天在高雄洗完腎後趕車到大林，卻發現您休診，於是只好失望返家。後來朋友介紹到某一家大醫院的骨科看看，結果在那裡做了手術，沒想到出院回到家中，行走的時候整個下半身都覺得好痛。原本以為是傷口還沒恢復才會這樣，後來發現雙腳的疼痛感變得更嚴重，每天晚上一定要跑急診，打了嗎啡的止痛藥才會舒服一點，晚上也才能入睡，半年內已經打了約八十多支的嗎啡藥。」

聽到這裡，我的大腦反射性歸納成病歷摘要「六十一歲長期飽受洗腎之苦的戴女士，合併下肢痠麻痛十五年，因為病情時好時壞，又怕開刀，直到無力行走才到鄰近醫院，檢查顯示腰部椎間盤突出，並接受融合器及骨釘置入手術，原以為雙腳從此擺脫疼痛折磨，不料術後痛感加劇，讓她吃不下、睡不著，每晚更痛到跑醫院打止痛針。」

「很痛吧。」我說。

「沒錯，痛到快要死掉了，後續這邊的醫院將我轉給神經科，當年已經是手術後一年又三個月了。神經科的醫生看完我照的片子後告訴我，身體裡植入的這根橫向釘子應該很不舒服吧！我回答他，當然痛阿！現在每走一步眼淚就要滴好幾滴，痛到就像身體裡有一把刀在割一樣，平時還會麻到放電，雙腳幾乎都不敢動了。醫生讓我先辦理住院，然後住院三個月的期間都是在打止痛藥，後續醫生建議我是否再動一次手術，把裡面的釘子拿掉，但我很害怕，擔心自己這一輩子都要臥床，那倒不如乾脆死了算了。」

戴女士當時以為大手術復原的時間較長，但隨著時間過去，每天走路就像有一把刀子在割，甚至雙腳的麻痛感像被高壓電電到一樣，每走一步都伴隨著淚水，最後愈來愈不敢走。

一年之後，她終於鼓起勇氣重回醫院，醫師建議將之前植入腰椎第三、四、五節骨釘移除，雖然惶恐，但又擔心這輩子要臥床，最後還是決定接受手術，但術後雙腳麻痛卻未獲得改善，而且陸續做了神經阻斷術第七次時，左臀疼痛加劇，下肢從此癱瘓。

「之後醫生又說我身體裡有一顆螺絲鬆掉了，建議再次手術處理，或是先試試看做阻斷神經的方式。經過考慮之後，我決定先用這種比較保守性的治療。於是後續一直在神經科看診，並接受阻斷神經治療，陸續做了五次後，到了第六次，當下我整個人痛到幾乎快要昏倒，左腳麻痛就像要殘廢一樣，而且全身不斷冒冷汗，更不用說走路了。後來醫生也無能為力，我只好回去找原本的主治醫師，沒想到醫生卻說再次動刀很危險，因此拒絕手術。」

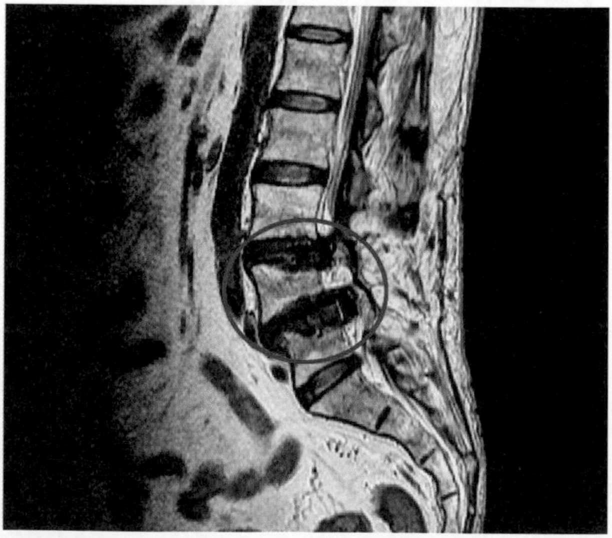

戴女士第一次手術後的磁振造影檢查，顯示之前植入的椎間融合器往後突出壓迫神經。

戴女士形容連上個菜市場都有心無力，因為走沒幾步路就又痛到不行，大家看到之後都會熱心主動上前詢問、給予協助，甚至攤販還會拿椅子讓她坐著休息。身旁的朋友也不斷給予鼓勵，就是這股濃濃的人情味，讓她提起勇氣繼續往前行。

「我想破頭該怎麼辦？感覺好像生命走到盡頭了。」戴女士說，人生低潮的時候，大家都建議往廟宇走，誠心求助神明幫忙指引一條明路，於是找到了一間香火鼎盛的王爺公廟。當乩身降駕開金口，指示要往中部走，接著進一步請示神明，是不是某幾間醫學中心，沒想到神明生氣的回覆「不是」，後續寫了「慈濟」兩個字，但神明沒有說是哪位醫師，所以又接著問，那要看哪一科？神明指示要看神經外科，那最有名的就是神經外科的陳金城醫師，所以接著問神明對不對，神明隨即回說「對」。

戴女士說：「當再次踏入慈濟醫院時，很擔心還會像上次那樣掛不到號碼，沒想到星期一到醫院時，現場就順利掛到號，當下真的很開心，一切都是神明保庇。」

我笑著回她：「我並沒有限號，應該不難掛到才對。」

「可能是王爺公有保庇，祂指示要來找您才有用。」她說。

「很多病人也是問神明後找來這裡，你不是頭一個，不過別擔心，即使不是神明開的處方箋，我一樣會盡全力將你治好。」我回答。

「這個檢查單你先去排，等做完後下次回診看報告，確定問題我們再討論治療的方式。」

「謝謝陳醫師，謝謝您！」

戴女士陸續做完檢查，確定腰椎第三、四、五節椎間盤突出，必須進行開刀治療，經評估病人本身慢性腎衰竭，血液透析多年，骨頭融合能力較差，傷口癒合能力也不好，因此增加手術感染風險，同時因為血小板功能不佳，手術時比較容易出血而增加手術麻醉風險，但病人承受病痛之苦，經過完整術前評估，還是決定進行手術，改善生活品質。

手術中，我利用影像監測及顯微手術，將出血量控制到最低，維持手術中的心跳值在正常範圍，切除其腰椎椎間盤突出，同時以椎間融合器植入及鈦合金骨釘固定，就在手術後第二天，戴女士已經能順利下床走路，以往的疼痛感也都獲得解除，讓她相當開心。

「之前我都吃早齋，發願若是身體好起來，就要改為全素食，因為先生擔心我在洗腎身體虛弱，吃全素會不夠營養，但我告訴他，若神明保佑我，醫生肯救我，為何就不能吃全素呢？現在身體都好了，我不僅要吃素，還要繼續做環保回收，幫助更多需要幫助的人，同時也要把這分功德迴向給陳醫師，謝謝您的救命之恩。」戴女士眼中含著淚水，對著我說著她重生後的人生新目標。

我雙手合十誠心向她道感恩，並且給予勉勵，「正如學佛要發大願，有一分願，就有一分力，有願有力，願力就能圓滿。祝福你！」

健康小常識

對於腰椎椎間盤突出問題，其實還是預防勝於治療，不管是否曾有腰痠背痛，甚至是否曾接受腰椎手術，日常生活中都應重視腰椎保養，坐時姿勢端正，下背部靠著椅背，不要懸空，站立時背部挺直、下頷收回、伸直後頸、挺胸部收小腹使下背變平，其他包括彎腰、提重物、扭腰等加重腰部負擔的姿勢都應避免，一旦有出現下肢痠麻痛或無力時，最好盡早就醫做詳細檢查。

粘液乳頭狀室管膜瘤

老師的馬蹄腳

擔任人體總司令的大腦，是掌管人類生命活動最重要的器官，然而大家可曾想過，足部在日常生活中所扮演的重要性角色為何？所謂「牽一足動全身」，成人平均一天約走四千至六千步，終其一生則是平均走過十六萬公里以上的路程，但比起身體其他部位，我們更常忽略照顧足部健康的優先次序。

人類能夠直立行走，全都仰賴於足弓，義大利文藝復興時期偉大的繪畫家、雕塑家、建築師和詩人的米開朗基羅（Michelangelo）曾經描述人類的足部是「藝術的精品與工程學的傑作」。

而同樣為哺乳動物的馬，蹄子可是他們身上最脆弱的部位，如果長時間待在潮溼的環境下，土壤的溼氣和病菌就會侵入馬蹄，嚴重時甚至造成馬生重病死亡，所以從走路的樣子，就能判斷馬蹄是否受損，以及馬是否生了重病或肚子餓。人類也是同樣如此，從這位三十五歲的陳姓美語女教師走路姿勢，不難看出她的身體出了毛病。

「陳醫師，您好。」外型相當亮麗的美語老師，穿著一套高雅連身洋裝，用著如馬蹄般走路的奇怪姿勢，不好意思地一跛一跛慢慢走進診間。

「你好，哪裡不舒服？」我詢問道。

「陳醫師，是這樣的，事情發生在前年的五月。」多數人在生病之後，外表總是難免顯得病懨懨，但這位美語老師無論在穿著打扮或言談舉止，都讓人感到自然而優雅，完全沒有病人憔悴的模樣。

美語老師接著說，前年的五月學校舉辦活動，當時正要帶領學生表演舞臺劇，因為劇中有一些需要抬腿的動作，於是現場示範給學生看，結果沒想到平時輕而易舉，怎麼突然之間左腳出現了劇烈疼痛、無力感，腿都還沒抬高就跌坐在舞臺上，這一幕嚇壞了所有學生。

「學生都趕緊跑過來攙扶，以為我是站不穩而跌倒。」懷著忐忑不安的心情，美語老師猜想自己的身體一定是哪裡出了問題，否則平時很少生病看醫生，怎麼雙腳會莫名疼痛和無力。

我告訴她，造成下肢無力的原因有很多，通常是神經長期受到壓迫造成，也就是坊間所說的長骨刺，但也有可能是周邊血管硬化引發的病變，或是肌肉骨骼問題等，甚至是經常服用的藥物也有可能。

從美語老師自述中不難發現，她是一位相當認真又盡責的好老師，即使忍著身體病痛還是放心不下學生，堅持在課程結束後才到鄰近醫院就診。她說，那一次的門診中，骨科醫師盯著電腦螢幕一張又一張的檢查影像，告訴她沒什麼大礙，疑似是閃到腰或腳踝扭到，不用太擔心，後續施打類固醇的藥物緩解疼痛，並開了止痛藥給她返家休息。撐了兩到三天不覺得痛了，接著也沒出現什麼嚴重的症狀，只是有時候感到微微的不舒服而已，所以後來不以為意。

我心中暗想，一定是其中某一環節出了問題，只是還沒被發現而已。

美語老師接著說：「一直到前年的十一月，發現走路開始內拐，尤其是左腳，每天走路到學校上班，路程雖然只有短短的十分鐘，卻在途中跌了好幾次。」她自己算過，一天平均從早上七點開始，出現跌倒的次數為兩至三次，但後來次數逐漸變多，一天變成五、六次。記得有一回上課時，整個人突然往後面的黑板倒下，不知道是什麼原因，當時還以為是自己站不穩。

「有一次全家人去梅山玩，才走不到一百公尺，我就跌了兩次，還把相機摔壞了，當時我弟弟就說，是不是我的腦部出了問題，可能萎縮還是長腫瘤之類的，於是叫我到大醫院做磁振造影，但之後到醫院做了各種檢查，醫生都說很正常，找不到病因，讓我非常沮喪。」

家中成員有個人生病了，不僅對於家庭生活造成影響，甚至還會導致整個家庭成員的角色因而被迫改變。這也是我所想的，對於求助無門的病患，只要還有一絲希望，就絕對不會放棄，因為在每一個人的背後，還有著家人、朋友，而醫生救治的是一個家庭，而不只是單一病人。

美語老師後續也到了國術館做整脊、刮痧、電療，但症狀卻一直沒有獲得改善，晚上更是痛苦，不僅痛到睡不著，甚至不論姿勢怎麼躺都不對，必須要貼著熱敷貼片才能「坐著」入睡，讓家人都非常擔憂。

後來她還發現，右腳可以正常抬起，但左腳就沒辦法，因為整個腳底板根本無法做往上的動作，記得是從去年四月開始，半年多的時間左腳不僅呈現垂足，拖鞋根本穿不住，甚至還經常性跌倒，同時跟隨著無力感，每次過馬路時，走路左腳都要抬好高才能走路，除了尷尬，更遭受許多異樣的眼光。

即使下樓才兩個階梯，就摔倒過二、三十次，膝蓋上的傷口從沒有好過。美語老師形容更誇張的一次，竟然是上廁所的時候，才剛坐上馬桶，突然感覺瞬間被電到，整個人秒彈起來，那種感覺非常不舒服，而且每次只要疼痛一發作，身體就會前後搖擺，根本沒辦法固定一個姿勢很久。

「我先開單，你去做完檢查後再回來門診。」我請她先去做檢查。

直到電腦螢幕中的磁振造影檢查影像，顯示出腫瘤長在胸椎第十一到腰椎第二節之間，長度約有八公分。看了影像後，我告訴美語老師，必須盡快安排做手術，因為後續還要再做切片檢查確定腫瘤的性質。

只見老師一陣錯愕後，開始眼眶泛紅，不斷詢問怎麼會長這種瘤、情況嚴不嚴重、手術會不會有危險等問題。我安慰她，不用太擔心，手術將腫瘤切除之後，就能改善腳的問題，恢復正常生活。

手術後，經由病理檢查，證實腫瘤為粘液乳頭狀室管膜瘤，這種瘤相當罕見，根據文獻上統計，一千萬人當中，

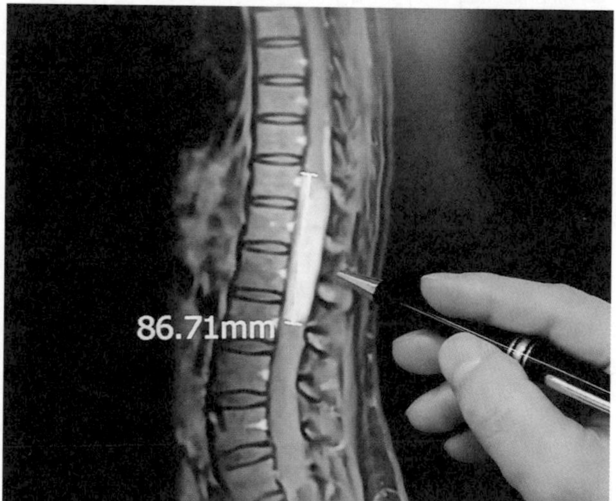

手指處為美語老師的腫瘤，長在胸椎第十一到腰椎第二節之間，長度約有八公分，相當罕見。（攝影／江珮如）

有五到八個人會有這種疾病。此類腫瘤手術風險很高，過程中必須小心翼翼的將神經剝開，同時在顯微鏡的輔助下，將瘤清除乾淨，而陳老師幸運地在切除完腫瘤之後，左腳不再垂足，並且恢復行走能力。

出院當天，美語老師歡喜地換上她最愛的高雅連身洋裝，在病房走給大家看，證明一切恢復良好，左腳現在也已經能夠正常抬起。

口中不斷道感恩，老師稱讚我就像慈濟版的好萊塢巨星李察吉爾，散發出一種沉穩冷靜、淡定從容性格，讓病人可以很安心、放心在這裡接受治療。我笑著不知該如何回答，只能點頭繼續微笑，表示感謝她的讚美。

目前仍持續在放射腫瘤科做定期追蹤與治療的她，不僅走路不再跌倒，更不用擔心因為馬蹄腳而遭受異樣眼光，開心地返回校園繼續春風化雨。

健康小常識

粘液乳頭狀室管膜瘤相當罕見，根據文獻上統計，一千萬人中，有五到八個人會有這種疾病，一般好發在二十多歲的青壯年，以男性居多。由於這種腫瘤是從脊髓神經中長出來，不容易在初期獲得診斷，有的人甚至要五到十年後才能被診斷出來。

何時是脊髓腫瘤發出的警訊？當身體躺下後，背部出現異常疼痛，特別在晚上痛到無法入睡，並伴隨腳無力等神經症狀時，就要懷疑可能是脊髓裡長腫瘤，最好到醫院找專科醫師做詳細檢查，如果延誤治療，恐會導致腫瘤擴散，由脊髓往上延伸到腦部，甚至整個脊髓都是腫瘤，造成呼吸衰竭、四肢癱瘓。

頸椎及腰椎椎間盤突出

國畫大師的春天

人心感物，境由心造，藝術家心緒、印象往往深刻的反應在筆墨之中。來自大陸哈爾濱李婆婆的國畫作品集，除了栩栩如生的人物描繪，還有許多刻畫大自然的風景寫生，其中以春季盛開的各種花卉居多，一眼就能感受到她畫中所傳遞的春意盎然，生機勃勃景象。

哈爾濱市美術學院畢業，李婆婆曾經獲得世界華人一等獎的榮耀，工作退休之後，仍選擇留在家鄉的老年大學、社區等團體教畫國畫，希望退休還能繼續回饋社會，將才能、經驗和技術傳承延續下去。半個世紀的藝術薰陶，培養她對國畫產生一種難以割捨的情感，並將創作靈感融入大自然，使其作品雅俗共賞，長盛不衰。

原本身體一向硬朗，後來有一次在家中樓梯不慎摔倒之後，健康狀況已大不如前。作為畫家，執筆的手卻不能再隨心所欲，對她而言，無非是晚年最大的逆境。

李婆婆有一位遠嫁臺灣的女兒，每天晚上都會透過視訊連線相互問候，結果得知母親從樓梯摔倒，從那時走路開始變得不穩，心中非常擔憂。

「視訊中，我問她目前情況還好嗎？有沒有好一點了？媽媽總是回答沒事，腳輕微骨折而已，過幾天後就會好起來。」女兒明白母親只是怕她過於擔心，順口編出來的善意謊言。

哈爾濱是中國東北北部的政治、經濟、文化和對外開放中心，也是中國省會城市中轄區面積最大、轄區戶籍人口第三多的特大城市，從臺灣到哈爾濱市距離兩千五百多公里，在無法立即回到家鄉的情況下，女兒請了幾位朋友到家中幫忙探望母親。

「其實一開始跌倒之後，慢慢發現怎麼寫字突然變得很醜，甚至連自己的名字都寫不好，當時才覺得奇怪，於是到鄰近醫院就診，透過各項檢查之後，醫生都說只是老年退化，不是什麼大問題。」女兒轉述母親當時所說的話。

原本也就這麼相信，當得知真實情況之後簡直是晴天霹靂，因為沒想到媽媽的身體狀況已經這麼糟，不到半年時間變得無法走路、爬樓梯，甚至一站起來就會跌倒，吃飯也是趴在桌上吃，然後吃完馬上得回到床上休息，幾乎一整天都是躺床時間比較多，生活起居都需要有人協助，無奈最後只能包著尿布解決大小便等問題。

「媽媽說，醫師診斷她是老年退化後的骨折，沒什麼大問題，要我不用擔心。」

「我當時以為她是骨折，想把媽媽接過來臺灣照顧、養傷，但等我回到哈爾濱的時候，就發現不是骨折那麼簡單，所以趕緊帶到當地的醫院做磁振造影檢查，果然從影像中發現血栓、腦中風，同時頸椎及腰椎也受到嚴重壓迫。」女兒說到此處情緒顯得有些激動，因為四處求醫病情卻仍不見好轉，醫師們都建議年紀這麼大，加上已經癱瘓了，根本不適合再做任何手術。「再觀察看看吧！」女兒說，當聽到醫師口中的這句話，如同將媽媽判了死刑，人生不再有任何希望。

「但是，我們怎麼可以放棄她呢？」媽媽對我們來說，就像是一盞永不熄滅的明燈，照耀著家裡每個角落，溫暖我們的心靈，現在正是為人子女陪在身邊盡孝道的時候。在考量各種因素後，為了就近照顧，女兒克服許多困難，帶著癱瘓的母親飄洋過海到臺灣求醫。

生病癱瘓了是大事，病人都希望得到最好的治療，尤其當病情加重，需要手術治療時，會更慎選醫院或醫師。女兒一開始選擇居住在臺南的幾間大醫院，但看來看去，病情還是沒有任何起色，於是四處打聽之下，剛好一位朋友是慈濟的志工，建議到大林慈濟醫院掛神經外科。

臺灣有一句俗話說「先生緣，主人福」，當天正好是我的門診日，八十歲李婆婆由孝順的女兒推著輪椅進入診間。她衣著素淨雅緻，狀態卻不好，看起來十

會走得更穩。」查房時，我向李婆婆加油打氣，祝福她早日重拾畫筆，繼續將人生體悟與大自然意境訴諸筆墨。

出院後的第一次回診，李婆婆及女兒特地帶了兩幅畫作前來贈送，為中國傳統吉祥圖案之一的牡丹花，也是她平日最喜愛創作的花卉，其中一幅寫著「蘊古蓄雅」，另一幅則寫上「花開富貴」，藉由畫中盛開的牡丹花，祝福我美滿幸福生活、富有和高貴。

「陳醫師，這幅持蓮觀音法相如同您佛光普照，對病人救苦救難的慈悲濟世精神。」母女倆將手中的畫軸展開，表達訴諸於作品中的感恩之意。

女兒拿出手機打開相簿，照片中身穿牡丹花旗袍的李婆婆儀態優雅，手持畫筆正在作畫，那正是生病前人生最顛峰時候。她說，媽媽如今能夠重拾畫筆繼續創作，再次把這分熱愛融入生命之中，發願將來有機會一定重回醫院舉辦畫展，讓大家共同見證八旬畫家重新找回人生春天的生命故事。

註1：膿尿：指尿液裡含膿又或尿道排膿。細菌為引起膿尿的主要原因。膿，其實就是死亡或存活的白血球細胞。

健康小常識

俗稱骨刺的椎間盤突出，通常初期時可藉由藥物、復健緩和治療，但若是痠、麻、痛等症狀持續出現，就應儘快找專科醫師進一步檢查，如此才能避免椎間盤突出壓迫太久而造成神經缺損，甚至導致四肢癱瘓，即使還能手術，復原的機會也較小。

頸胸脊髓室管膜瘤

產後媽媽的惡夢

迎接新生命的到來，帶給許多夫妻無比的喜悅，但隨著生產過程所經歷的疼痛與不適，可是讓媽媽一輩子難以忘懷。對小青而言也是如此，原本以為自己撐過生產時的疼痛就好了，卻在生完之後發現雙腳經常出現麻痛感，不料這個小小的症狀，竟對她的人生造成巨大改變。

兩年前歡喜迎接二寶的到來，小青當時採用剖腹生產，以半身麻醉方式進行，從腰部的脊髓注射麻醉藥物，使腹部以下暫時喪失感覺，並且失去活動能力的麻醉效果。

隨著寶寶宏亮的哭聲響起，生產過程進行相當順利，直到育嬰假結束後，小青重返醫療工作崗位，由於從事呼吸治療師多數時間需要久站，以往體力總能自然勝任，但不知怎麼一回事，腳底竟然開始出現一陣麻痛感，當時還不以為意，心想應該是疲勞所致，告訴自己回家休息後就會得到緩解。

直到去年的十一月，也是腳麻了兩年多的日子，她接著又發現平時走樓梯或者平坦路面的時候，明明前面沒有障礙物，但卻很容易跌倒，而且次數愈來愈頻繁，那時候才意會到自己該要做檢查了。

「我一直覺得，腳麻是因為脊椎打過麻醉的後遺症，或是月子沒做好，才會容易有腰痠、腳麻問題，以至於現在變得這麼嚴重。」

診間裡，小青坐在黑色的圓形椅上，從頭開始描述發病時的經過。我們對望了一眼，她的淚水在眼眶裡打轉，我不善於說什麼好聽或者安慰別人的話，只好趕緊轉移話題，問她從事什麼樣的行業。

「我之前也在大林慈濟醫院工作過，後來因為嫁到屏東，不得已才離開大林。」

「原來曾是院內同仁，那應該對這裡很熟悉吧。」我說。

「是的，這裡對我而言一點也不陌生。」小青臉上隨即揚起了笑容。

她接著說，在定居屏東之後，也找了當地醫院工作，所以一開始先在自己的醫院做磁振造影檢查，神經外科醫師表示，檢查結果看起來不是一般神經的問題，而是一種脊髓內膜的腫瘤，長在脊髓神經裡面，主要是因為腫瘤長的地方比較高位，加上腫瘤比較長，所以開刀風險很高。只是若不開的話，接著就會慢慢癱瘓，不過開了，也是有一半的癱瘓機率，另一半的機會就是延續生命。一般以目前的南部醫生，沒有人會去冒這個風險，而且以在神經醫學會上所發表過的案例，雖非罕見，但個案數卻不多。

「是真的嗎？陳醫師。」

「的確是這樣。」

我看著她帶來的磁振造影檢查影像，判斷這是一種罕見的頸胸脊髓室管膜瘤，因為腫瘤長的位置很危險，不開刀會慢慢癱瘓，但開刀卻不只有癱瘓風險，甚至可能危及生命。

「對，當時那位醫師也是這麼說，但一開始聽到這些話，我不敢相信，也不太能接受，一時控制不住情緒哭了出來，原本以為只是單純的骨刺，或是一般神經受到壓迫的麻痛而已，卻沒想到會這麼嚴重。」

小青形容自己猶如失去人生希望，因為之後跑了幾家大醫院，有的醫生說腫瘤只能拿一半，有的則說腫瘤不要拿，只要把骨頭拿掉做減壓而已，也有醫生說要介紹學長或學弟再幫她看看，還有一位說可以開刀，但是時間要排到半年以後。

「我已經把所有的遺囑都立好了，甚至一旦身體的功能喪失，後續的安養機構也都已經安排妥當。」談到此處，小青忍不住眼中的淚水。

正值春秋鼎盛的她，想到了年幼的孩子、家人，不斷告訴自己要從逆境中振作起來。絕望之中突然想起了大林，隨後撥了一通電話請前同事幫忙，順利取得門診號碼。

我告訴她，現在唯一選擇的治療方法就是開刀，而且最好在肢體還能活動之前開，若是在癱瘓後再做手術，恢復的狀況就很有限，不過因為腫瘤長的位置不好處理，是一種高風險的手術位置，手術後可能會有一些肢體上不協調的問題，甚至可能有一些不平衡，不過會盡量把腫瘤切除乾淨，術後恢復的過程中會很辛苦，得復健一段很長的時間，肢體的感覺也要慢慢才能得到復原。

「您的這一番話讓我很感動，尤其是提到可以把腫瘤切除乾淨時，好像人生又重燃起希望，更重要的是，您願意為病人去冒這個風險，也是唯一願意幫我開刀的醫生，雖然手術後可能會有後

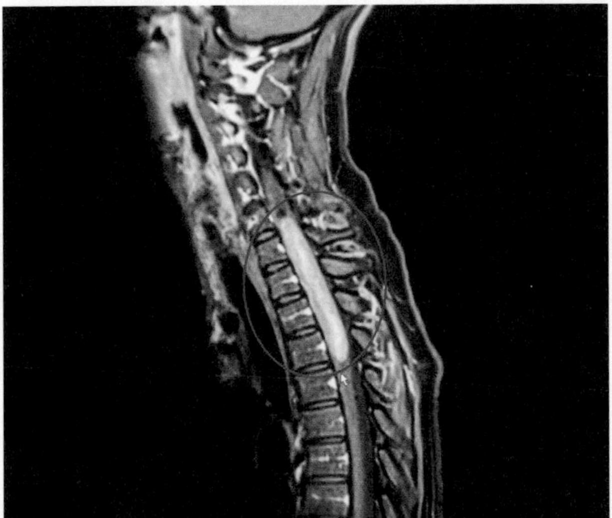

小青的腫瘤長在脊髓裡面，長度將近十二公分，不僅增加手術的困難度，加上腫瘤又大，風險相對提高。

遺症，但至少這條命可以保住。」小青聽了我的解說後，終於把那顆懸在空中的心安定下來。

一開始四處求醫之下，沒有一位醫生敢幫她動刀，當面臨要做手術的時刻，小青卻又頓時陷入兩難，一方面想著若是不做手術，那就無法得知腫瘤是否為良性或惡性，而且拿掉腫瘤，麻痛感一定可以獲得改善，但另一面又想到，手術後若是身體上的一些功能改變，就又要重頭再來。夫妻倆經過討論後，決定面對接下來的挑戰。

手術室裡準備就緒，劃刀前我按照流程準確的完成靜止期（註1），隨後立即進入手術階段。在顯微鏡輔助之下，順利抵達腫瘤的位置，我取下一小部分組織，請同仁送往病理科做檢驗，然後繼續將其餘腫瘤徹底切除乾淨。

小青的腫瘤長在頸椎第五椎到胸脊椎第二椎之間，由於腫瘤長在脊髓裡面，長度大概將近十二公分，不僅增加手術的困難度，加上腫瘤又大，需要把脊髓切開的範圍就愈大，開刀過程中所發生不可預期，及造成神經傷害的風險相對提高，包括癱瘓、感染、影響呼吸功能等。手術四個小時之後，終於順利將頸胸脊髓室管膜瘤徹底清除。

小青的腫瘤比較特別，生長在脊髓裡面，一般長在脊髓裡大概有兩種比較常見，一種為室管膜瘤，多數為良性，另一種則為膠質細胞瘤。大部分這種腫瘤，還是要從影像來判斷，但最後真正能不能切除乾淨，手術中才有辦法確認，不過至少影像看起來它是有界線的，所以不難處理，通常這種瘤要拿乾淨才算治療好。

手術後隔天，我到病房查房時告訴小青，手術後要把握半年的時間勤做復健，慢慢再看它的神經恢復狀況。

「好的，我會努力復健。」

「加油！」

術後第二天，小青下床時還沒有辦法穿鞋子，因為觸覺仍不太靈敏，站的時候也會搖搖晃晃，必須得用拐杖輔助走路。住院約十天左右，她順利出院，回到南部開始做復健。持續了兩個月後，走路時拐杖已經可以拿掉，並且雙腳踏到地面及穿鞋子的感覺也回來了。

復健四個月的時候，小青可以正常開車，踏加油板也能夠掌控力道。十個月後，她順利回到工作崗位繼續醫療工作。

「當時那位幫我確診的主治醫師，看見我恢復良好，好奇地問我究竟是去哪開的刀？我回答，到大林慈濟醫院，他馬上說，幫你開的那位醫師真是神啊！」陸續回診的小青，在一次閒談中提到這段有趣的對話。

「陳醫師，我想告訴您。」

「什麼事？」我心中暗想，等一下她若是又哭了，這次要找什麼話題。

「病患其實在診間，當知道自己生病的時候，都是很無助的，但是我覺得，一個醫師的解釋病情很重要，因為他講出來的話，會讓病人充滿信心或者失去信心。而您一開始，就把開完刀之後要面臨的問題都說得很清楚，所以讓我非常安心、很信任。」

小青在第一次的門診時，聽到我說：「你們病患要承受的壓力很大，我們當醫生的比你們承受的壓力更大。」當時聽到這一番話，她形容自己變得更有勇氣接受和面對這個疾病。

門診中，我請小青試試看閉上眼睛走一小段路，主要是因為這種手術通常在開完刀後，閉眼睛無法走路。但現在看起來，她走的每一步都非常穩，甚至已經恢復到以往正常的樣子。

「你看，連閉眼睛都走得那麼好，不用再提心吊膽了。」

「謝謝陳醫師，您是我的救命恩人。」

「現在不管是走路、開車，甚至跟孩子假日出去運動小跑步等，身體各方面都恢復到很好的狀態，感覺好像從地獄又回來到像天堂一般，我的生命又重新活過來一次。」

重獲新生的小青，歡喜溢於言表，再次流下眼淚的她，告訴我這是感動的淚水，現在獲得康復，要繼續在醫療奉獻一己之力。

註1：靜止期（time-out），由團隊成員其中一人清楚唸出查檢項目，包括病人姓名、年齡、術式（包含左右部位）等。

健康小常識

頸椎是生命的守護神，內含脊髓、神經、血管，一旦手術失敗，不是癱瘓造成殘疾，就是失血死亡，風險極高。通常脊髓室管膜瘤因為長在脊髓內，是否開刀還是得看病人的症狀，若是症狀已經嚴重影響日常生活，或是持續性長大就要盡快開刀切除。

頸脊椎硬膜上出血

骨頭裡有刺蝟

結束了一整天的門診，原以為可以喘口氣好好吃一頓晚飯，沒想到口袋裡的手機再度響起。螢幕上的號碼顯示急診室，我立刻接起電話。

「陳副，急診一位病人由家屬送來，五十九歲女性，頸椎電腦斷層檢查發現頸椎有一點出血，病人現在出現急性四肢癱瘓。」聽完後，我擔心可能是脊椎有什麼病變，請他們趕快安排做磁振造影。

當天正好是我輪值急診的班，原本希望病人都很平安，沒想到現在才七點多，急診就來了病人。拿起桌上的飯盒，囫圇吞棗幾口之後，立即前往急診看病人。

仔細瞧著檢查影像，果然發現在脊椎硬膜上高位的位置有一片血塊，這個血塊壓迫到脊髓，當下我心裡開始著急，在短短幾小時內，患者已經左邊完全癱瘓，於是與病人及家屬說明，這個要趕緊做手術。

「剛剛檢查出來的結果，顯示在頸椎的位置有血腫塊，診斷確認是自發性頸脊椎硬膜上出血，若不快點動手術，很可能造成永久性癱瘓。」我指著電腦螢幕上出血的位置，與家屬說明病情及緊急手術的必要性。

躺在病床上的廖女士一聽到要開刀，表情顯得相當惶恐，陪在一旁的先生馬上同意要做手術，並且安慰妻子不用擔心，開完刀後就沒事了。

隨後，我請開刀房馬上做準備，病人要在半小時內趕緊送往開刀房治療。術中利用顯微鏡做減壓脊髓手術，清除血塊以達到減壓目的，過程中透過顯微鏡下的世界，一場善與惡的搏鬥正在開始，我聚精會神，刀鋒下俐落地拔除惡的根源，讓血塊慢慢消失無影無蹤，即使耗盡了一天的體力，從白天到黑夜，只要能治好病人，這一切都是值得。

手術後的廖女士轉到恢復室，看起來已經恢復清醒，我問她有沒有覺得手腳比較有力氣一點，但其實自己心裡很清楚，當然不可能馬上就能復原，後續還有一段很長的復健之路要走，正如同一句諺語所說「病來如山倒，病去如抽絲」，神經的傷害很快，但恢復的卻很慢。

開刀中，進入病灶位置看到的血塊並不多，但人體相當微妙，即使再微小的血腫塊，卻也能造成癱瘓。證嚴法師曾說，一個人就是一個世界，整個宇宙天地是大乾坤，個人的身體則是小乾坤，有些病灶微細如微塵，但卻能讓人體的地、水、火、風四大元素不調。試想，大乾坤的四大不調釀成災變，小乾坤四大不調則致百病叢生。

「手術一切順利，血塊部分已經清除乾淨，等一下就能回病房。」我走出恢復室外，與家屬簡單說明手術的情況。

「陳醫師，感謝您，謝謝您救了我太太一命。」先生不斷向我點頭道謝。

結束這臺刀，現在終於可以喘一口氣休息了。今天，再度以星辰相伴回家。

廖女士轉到普通病房，腳已經可以微微的動了，左手也逐漸恢復力氣。

「這樣子我很滿足了。」廖女士開心的對家人說。

隔日我到病房查房，廖女士一見到我就興奮的打開話匣子，說她在一年前出過一場車禍，送到醫院時因為肩頸疼痛，醫生初步判斷可能頸部受傷，於是安排磁振造影檢查，結果顯示有椎間盤突出，告訴她要做手術治療，但那時候很怕開刀會留下後遺症，或是變成半身不遂，所以辦好離院手續之後，接下來就以復健保守治療為主。

她接著說，沒想到這一次到田裡巡視工作，原本抱著一箱咖啡要去給田裡

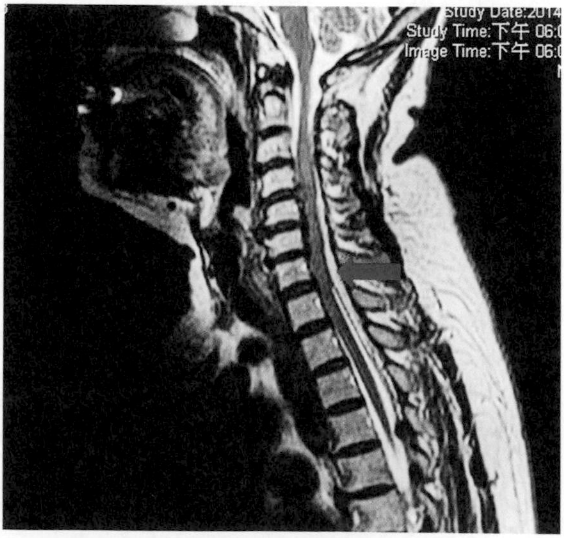

經由檢查顯示，廖女士頸椎的位置有血腫塊（箭頭處），診斷確認為自發性頸脊椎硬膜上出血，若不快點動手術，很可能造成永久性癱瘓。

的工人喝，直到下午一點多，整個人突然感覺不舒服，脖子好像快要斷成兩截，但還是忍耐騎著摩托車回家。

「好不容易撐到回家後，大媳婦端茶給我喝，小媳婦一直不停幫我推拿肩頸。」她說，兩位媳婦都很擔心，說之前聽過電臺在講，這種症狀很像中風，要趕快到醫院處理。

直到下午四點多，廖女士整個人呈現癱瘓狀態，無法行走，口中一直唸著「我會死，我好痛苦，我會死啦，我應該是中風。」家人見狀，趕緊送往醫院急診。

「那種痛，就像身體裡面有一隻刺蝟，跑到哪裡，刺痛到哪裡，尤其是全身的骨頭最明顯，讓我坐也不是，站也不是，連想躺著休息也沒辦法。」她懷疑自己是否得了骨癌，從小到大也沒這麼痛過，每次只要想到這裡，就無法平復心中的恐懼。

「我在急診時已經打了三次的止痛針，但是感覺完全沒有效果，整個人痛到暈眩，然後聽到醫生說，原本開刀排到過年後，但陳醫師說，這個留到那個時候會變癱瘓，要緊急安排手術。」

我告訴她，當時病情相當危急，也很少見到類似這種因為頸脊椎硬膜上出血壓迫脊髓，造成左邊身體癱瘓的案例。通常大家看到這種疾病出現的症狀，第一時間都會想到應該是中風，而這個疾病是需要立即手術，開刀解除血塊的壓迫，才能讓神經功能復原。所以即早的診斷，對於治療會有很大的差別。

「其實我很怕開刀，進到開刀房時，心想等一下進去就任由他們宰割了，也沒什麼好怕的，印象中，只記得護士小姐問我還有沒有哪裡不舒服，後來就整個人迷迷糊糊睡著。」她說。

在普通病房每天到復健科做復健的廖女士，因為努力不懈之下，順利讓手腳恢復了力氣，現在已經能夠拿著四腳拐慢慢走路，並且歡喜返家休養。

「陳醫師好，這是自家種的水果，今天特地採收要來送給您的，我們鄉下地方不知道要怎麼表示感謝，所以帶家裡生產的東西，希望您不會嫌棄啦。」第二次回診的廖女士，拿著拐杖從門口慢慢走進來，雙腳看起來恢復良好，並且帶著一大袋的水果來送我。

「感恩喔！」我雙手合十向她表達感謝之意。

這也是臺灣獨有的人情味，不論走到哪裡，特殊的送禮文化始終存在著，水果、茶葉、禮盒等，都是診間常見的禮物。記得有一次更誇張，一位病人提著水果禮盒前來，要我等回到家再打開，我心想不妙，這其中必有隱情，於是當場直接開箱，果然看見在水果底下壓著好幾疊的仟元大鈔，於是立即將這份「大禮」給退回，並且告訴病人，不如把這分感謝之意捐助慈善機構，讓它變得更有意義。

「大家都告訴我，這次送到大林慈濟醫院能夠給陳醫師看到，真的很有福報，不然我現在可能就變成植物人了。」廖女士形容人生就像遇到了貴人一樣，不僅將厄運轉變為好運，更因此改變運勢，翻轉人生。

健康小常識

自發性脊椎硬膜上出血，主要是因產生的血塊壓迫到神經，因此影響四肢的感覺。症狀包括突發性肩頸撕裂疼痛，而且通常伴隨著疼痛部位以下的肢體出現麻木、無力，演變速度非常快。

一般急救黃金時間為喪失知覺的二十四小時內，如果沒有緊急進行減壓手術，很可能造成永久性癱瘓。

頸脊髓室管膜瘤

沉重背後的真相

如果一個人的生命沒有希望、沒有期盼，那他該怎麼活下去？

拖著沉重的步伐，臉上愁容滿面走進診間，小琪初次來到大林求診，才剛坐下黑色圓形椅不久，情緒顯得有些激動。她說，一次無意間看到大愛電視臺播放我的醫療個案報導，裡頭的病人症狀和她很相似，當時開心想著終於有了希望，於是特地從高雄連夜趕車到大林排隊掛號。

對她而言，在這不惑之年，原本從彈指一揮之間的歲月中體悟人生，卻因為這場大病而感受從未想過的人情冷暖。

「怎麼會？醫生連維持我最基本的生命這個動作都沒有！跑了那麼多家大醫院，結果得到的答案都一樣，不是醫生直接拒絕我，就是告訴我手術風險很高，等到最後不行時再做處理。」小琪含著眼淚，訴說兩年以來求醫四處碰壁的慘痛經歷。

「當下自己也想，那就放棄吧！反正也沒有醫生救得了我。」

「沒那麼嚴重，你是什麼樣的問題？」我問。

「醫生說是脊髓腫瘤。」小琪回答。

我心中暗想，應該又是腫瘤長的位置很危險，導致開刀變得棘手不容易處理的個案。

接著我開了幾張檢查單，請她先去排檢查，後續等結果出來再討論治療的方式。不難看出接過單子的小琪眼神充滿期待，彷彿不同於以往，在這裡有了一盞為她而點的明燈，照亮曾經被遺棄的世界。

當小琪再次回到診間，我用手指著電腦螢幕中的脊髓腫瘤解說，看著那長達近十一公分的腫瘤就像蚯蚓一樣，毫無預警的占據著脊髓腔。由於現在已經造成四肢麻木、無力及下半身癱瘓的情況下，最好的選擇就是開刀切除，只不過手術前還要再做一次磁振造影檢查，對腫瘤、血管等會有更仔細的分辨。

「真的嗎？您真的願意替我開刀？」她臉上露出驚訝的表情，似乎不敢相信自己耳朵所聽到的。

「沒錯，你這個再不開，手腳無力的情況會愈來愈嚴重。」我說。

小琪眼中含著淚水不斷道感謝。她說，從兩年前開始，發現左手手指會麻，沒辦法寫字，拿筷子會掉，漸漸從左手到右手都覺得麻，後續到高雄脊椎外科做檢查，醫生診斷為腕隧道症候群，陸續做了三次手術，但半年後麻的情況仍未得到改善，於是又回到原本的醫院找主治醫師。

當時醫師告訴她，可能是裡面有沾黏的情況，做復健後應該會好一點，但一年又過去了，症狀根本沒有得到改善，於是接著四處轉診求醫，才發現原來不是手的問題，而是脊髓裡長腫瘤。

「看了第二間醫院的醫師告訴我，頸椎有長骨刺，所以壓迫到神經，因此手才會覺得麻，後續便安排磁振造影檢查，沒想到發現竟然是脊髓長腫瘤，當時自己嚇了一跳，因為並不是什麼骨刺，而且沒想到會與原本落差如此之大。」

我告訴她，通常身體四肢感到麻木、痠痛無力，許多人都會認為是骨刺引起的問題，因為很常見。

「沒錯，所以我一直當成骨刺，不曉得這麼嚴重，若是早一點過來大林，或許現在也不會變成這樣。」小琪感慨一開始被誤診，陸續又四處求醫無解。

「通常脊髓腫瘤生長緩慢，臨床上表現也會依生長的位置而有不同症狀，輕微的脊髓壓迫，有時很難從臨床神經學檢查篩檢出來。」我安慰她。

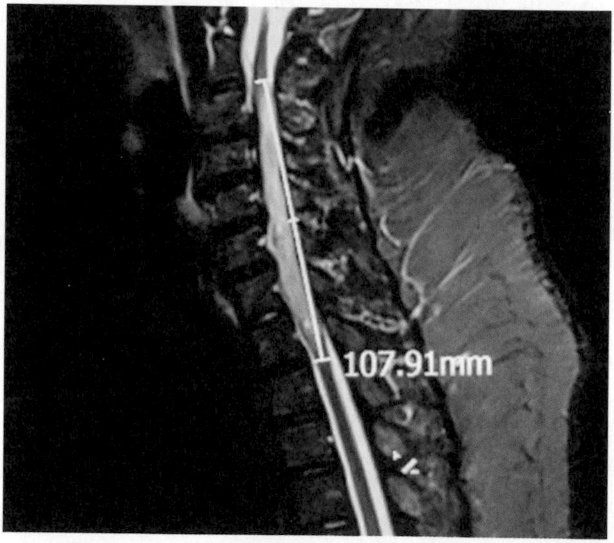

小琪的腫瘤在頸椎第二節至胸椎第一節脊髓腔，由於生長的位置較高，增加了手術難度及風險。

小琪接著說，有的醫師告訴她，這是一種難搞的脊髓腫瘤。有的醫師則說，就算開了也是會癱瘓，或無法自主呼吸，現在不要開，反而還能維持行動。還有醫師說，這是神經外科最不想遇到的，甚至明白告知，若是能找到有願意幫忙執刀的醫師，就要趕緊接受手術，不用再回他的門診了。

「都是這樣，我才剛踏進門診不久，就又被請了出來。」她說，人生的希望與美好，就在反覆看病之間慢慢被消滅殆盡。

為了不讓自己成了廢人！小琪每天如常到公司上班。她說，記得有一次工作中倒熱水的時候不小心濺到手，當時竟然完全沒有痛覺，所以手部常常被燙傷，之後才知道雙手已經失去對冷熱的觸覺感。

不只如此，她接著發現右手沒辦法寫字了，伴隨手麻、手抖症狀，到最後變成無力，就連看似平常的拿筷子用餐都非常困難，走路也開始不穩、容易跌倒。

「幾乎晚上都無法睡覺，直瞪著天花板，想著為什麼會這樣，有時候自己都會躲在房間裡偷哭，深怕被家人瞧見而擔心。」小琪娓娓道來不為人知的辛酸。

在找不到願意幫她動刀的醫生時，兩年的時間身體狀況愈來愈差，從原本只是麻的感覺，到最後變成了四肢無力，差不多已經呈現癱瘓狀態，無奈的情況下，只能待在高雄的醫院看門診，繼續拿止痛藥緩解不適症狀。

「家人很擔心，也不放棄，帶著我到從南到北各大醫院神經外科求診，從白天看到夜晚，四處奔波至少跑了十間以上的醫院，但卻是徒勞無功，直到來大林之後，只有您願意幫我開刀。」小琪說出了罹病之後的內心煎熬。

我告訴她：「能趕快解決問題，讓病人及家屬安心，這才是最重要的。」

小琪的腫瘤在頸椎第二節至胸椎第一節脊髓腔，由於生長的位置較高，增加了手術難度及風險，但考量她手腳愈來愈沒力，無法再等待的情況下，於是按照原先的計畫進行脊髓室管膜瘤全切除手術。不料，體重一百零八公斤的小琪，在全身麻醉後預備翻身做術前準備時，竟然呼吸的管子受到壓迫而導致氣道不通，造成血氧不足、無法自主呼吸等狀況，被迫只能先終止手術。

後續便安排她到減重門診，並配合營養師指導調整飲食，以及減重醫師評估是否做胃繞道手術。

「減重的過程中主要藉由飲食控制，運動部分因為怕會跌倒，所以買了飛輪運動器材在家裡騎，吃的部分只吃水煮菜或清淡飲食，油炸類的食物一律不碰。」小琪在半年的時間裡，靠著自己的意志力以及配合營養師和醫師的建議下，努力成功減了三十五公斤。

再次回到門診的她，體重從原本的破百，順利降為七十三公斤，讓我感到非常驚訝，不敢相信怎麼有人可以僅靠著自己的意志力成功減重。後續安排的第二次手術進行相當順利，術中要到達腫瘤之前，必須先把脊椎切開，並藉由顯微鏡輔助，同時使用感覺神經監測儀，更精準掌握整個神經功能的變化過程。

由於此類腫瘤一定要完全切除才算根治，開刀過程不能傷害到神經，像她這樣的腫瘤，正常的脊髓組織差不多像紙張那麼薄，只要稍有不慎，神經就會因此受傷，加上腫瘤又長，約占了八節脊椎的長度，整個過程中都要小心翼翼，避免造成永久性傷害。手術順利在四個小時完成腫瘤切除，周圍的組織也都「毫髮未傷」，瞬間解除警報，讓大家鬆了一口氣。

「手術相當成功，在加護病房時，我的手已經恢復力氣能動了，而且也沒有做氣切，真的很開心，不敢相信自己可以再度重生。」躺在病床上的小琪，流下感動的眼淚不斷道謝，臉上的愁容也已經不在，取而代之的是陽光般燦爛笑容。

出院當天，在我到病房查房時，小琪拿著四腳拐慢慢走向我，手中遞來一張感謝卡，裡頭寫著滿滿文字：「在看過全臺那麼多醫生後，唯有您願意在那麼高張力的手術下，仍願意替我執刀！給我再一次重生的機會體會生命的美好！」

接過卡片，我雙手合十感恩她的信任與讚美，同時不忘幫她加油打氣。

「出院之後還要努力做復健，手腳的功能才會恢復得更好。」我說。

「會的，陳醫師放心，這條命是您救回來的，日後我一定會讓生命發揮更大良能。」她說。

逐漸恢復健康過正常生活的小琪，現在已經重返職場，繼續為社會公益投入心力，幫助更多需要幫助的人。

健康小常識

頸脊髓室管膜瘤是脊髓髓內最常見的腫瘤，腫瘤在脊髓內不斷長大，壓迫甚至破壞脊髓所引起的症狀，包括背部疼痛、麻木、無力，嚴重者出現肢體活動障礙、大小便功能障礙和性功能障礙。目前主要治療方式為顯微手術切除，對於原發的室管膜瘤可以達到百分之九十左右的全切率，全切的病人中，大部分都可以達到治癒。

罕見伊文氏原發性肉瘤

圓一個夢

有人說，人生就像是紀錄片，過程中與許多人和事物發生交集，你身在其中，有些可控，有些卻不可控。最後當你走到一個人生階段而回頭看，所有的畫面彷彿都發生在昨天，清晰可見，卻也無法改變，只能繼續往前走。

對於我的這位病人——阿滿師姊，她的人生紀錄片呈現的是慈濟人如常生活，面對抗癌多年，雖然病痛不斷，治療過程有苦，但卻仍超越病苦精進求法，幾十年如一日，把握生命裡的每分每秒做慈濟。這一刻，她來到我的診間，就為了要圓一個夢。

「陳副院長好。」阿滿師姊由兒子協助推輪椅進入門診。

「你好，哪裡不舒服？」我問。

「我原本左邊肩頸痠痛，到現在雙腳也都無力了。」她說。

「但是我必須要站起來。」

「怎麼說？」通常癱瘓的病人不會急著說要能站，都是先救命要緊，我不禁好奇地問她。

「因為我不知道人生最後階段能走到什麼時候，而且我想要圓一個夢。」她的語氣充滿著無比堅強的決心。

接著她開始敘述關於這一段求醫的心路歷程，後來才知道原來她是慈濟師姊，罹癌後仍發心繼續做志工。

阿滿師姊回想起頸椎疼痛已經有半年的時間，而且每次都出現在左肩的地方，尤其工作完成之後就會感到痠痛無比，每天都是如此，所以一直以為是工作的緣故造成的職業病。

「我本身是在蔬菜加工廠裡工作，每天就負責切菜，工作量很大。」她說。

五十五歲的阿滿師姊，六年前經歷了右側乳癌手術，當時為了要長期及重覆輸注藥物、血液、高營養液等，在左鎖骨下植入人工血管Port-A（註1），治療過程一切平穩順利。

就在植入的三年後，她慢慢發現左邊肩頸經常出現痠痛症狀，後來自己猜想，可能不是因為工作，而是這個緣故才會導致痠痛，所以與主治醫師討論將人工血管拿掉，醫師也同意做手術移除，後續才感覺痠痛稍微有改善。

她接著說：「到了過年前的時候，怎麼感覺左肩突然很痛，後來去看了醫生，那位醫師說，因為頸椎椎間盤突出壓迫到神經，就是俗稱的骨刺，先幫我打止痛針、開藥給我，可是之後症狀都沒有得到改善，每次要躺下來休息，整個左半邊都會痛到受不了。」

阿滿師姊後來四處尋找治療方式，到了國術館之後，師傅幫她貼藥布，接著再「喬一喬」，陸續也到了神經內科求診，醫生同樣開了止痛藥，但所有的方式就是無效。

「直到過年初四的時候，我的手已經都舉不起來了，然後我又回去找原本的醫師，他只幫我換了另一種藥，回家後，我發現怎麼連腳也沒有力氣了，兒子以為我中風，非常緊張，但我跟他說不是。」

聽了阿滿師姊的敘述，我開了電腦斷層掃描檢查單給她，請她完成檢查後再回門診，並安慰她不用太擔心，等檢查結果出來之後再評估治療方式。

「就在準備做電腦斷層時，他們幫我打了顯影劑，我心中開始祈求菩薩，讓他們可以找到亮點、找到病症的位置，這樣我才能順利的回去參加慈濟經藏演繹。」阿滿師姊說出了自己想圓夢

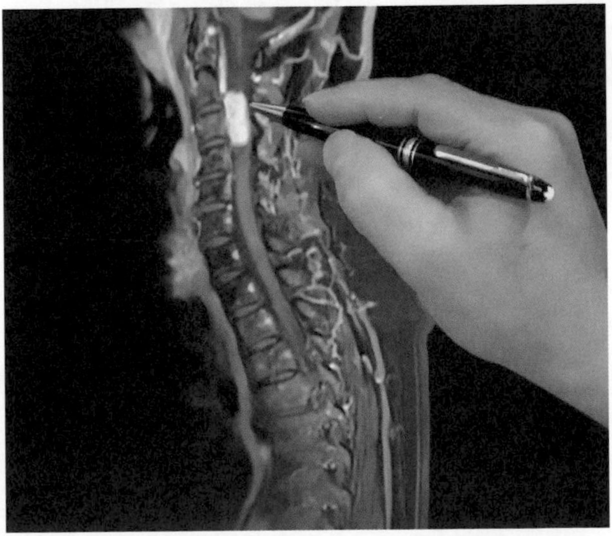

從檢查影像的畫面，可看見一顆罕見腫瘤在阿滿師姊的頸椎裡，是真正造成她痠痛的原因。（攝影／江珮如）

的心願。

回診看報告的日子到了，阿滿師姊一樣由兒子陪同就診，她才剛坐下不久，臉上的表情顯得有些緊張，不過這一次我並沒有安慰她，反而說出了讓她更擔憂的話。

「你很特別！」我將電腦螢幕轉向阿滿師姊，畫面中的檢查影像，一顆罕見腫瘤大剌剌的躺在她的頸椎裡，這才是真正造成痠痛的原因。

「那要怎麼處理比較好？」她的眼神充滿憂傷。

「這個要趕快手術處理。」我說。

「我們的頸椎有分成一二三四節，你的腫瘤主要的位置在二三節之間，到第四節的上邊，脊髓內長了一顆腫瘤。」我原先還懷疑可能是乳癌轉移，但後來確診為罕見的伊文氏原發性肉瘤，百萬分之一的發生率。

「好，那就做手術。」她說。

「手術都會有風險，不是百分之百可以完全改善。」我直白的說。

「沒關係，只要我還有一隻手可以用，還有一隻腳能走就好，而且我百分之百的相信陳副院長，安心的把自己交給您。」師姊的信任與勇敢，讓我充滿信心迎接這項挑戰。

排好了手術日期，沒想到阿滿師姊等不到手術這一天，左半邊肢體都呈現癱瘓狀態，慢慢右邊也跟著沒有力氣，在開刀前住院那天，她連要上車的力氣都已失去，只能用一張椅子接著另一張椅子，就像接龍方式一樣，將身體緩緩移動到車上。

關關難過關關過，步步難行步步行，手術進行的比想像中還要順利，阿滿師姊在普通病房時，已經逐漸恢復手腳的力氣。

「開完刀之後，我現在手和腳都有力氣了，從術後第三天就有明顯感覺，力氣逐漸恢復當中。」她開心的說。

「果然有願就有力。」我恭喜她。

接下來每次查房時間，我都會叫阿滿師姊把手抬起來，把腳抬起來看看，之後她也慢慢將這個指令內化成為習慣，每次只要一聽到我查房的聲音，就開始準備展現今天的「成果」。

藉由每天積極的復健，她的手從原本舉不高、張不開，慢慢恢復到可以伸展、可以微張，進步相當多，甚至比想像中的還要好。復健師也教導她一些躺在病床時可以做的復健運動，阿滿師姊還會利用空檔時間認真練手語，努力讓原本癱瘓無力的肢體，恢復到最佳狀態。看著她來不及拭汗的背影有些狼狽，卻實在令人動容。

出院後，阿滿師姊隨即投入演繹行列，在人生的這一場畢業典禮，她用經藏演繹圓滿落幕。

註

1：Port-A又稱人工血管，利用手術方式植入的中央靜脈導管，除了提供化學治療使用外，也可以作為加藥、輸液、靜脈營養與抽血的途徑，可長期反覆使用，減少周邊血管受刺激而硬化或壞死。

健康小常識

伊文氏原發性肉瘤（Ewing sarcoma），是一種癌性腫瘤，非常少見，它在骨骼裡的細胞或骨骼周圍的軟組織中生長，常見於腿、骨盆、肋骨、賂膊、脊柱或顱骨，長在脊椎的較為罕見。發生機率只有百萬分之一，常見於青少年或十至二十歲的青壯年，對男性的影響比對女性高。

約有三分之二的患者會有間歇性疼痛，疼痛程度不一，初發時不嚴重，但會迅速變為持續性疼痛；根據部位的不同，局部疼痛將隨著腫瘤的擴散蔓延。

頸椎椎間盤突出併椎間盤退化

十年之痛

老一輩的觀念裡，忍耐、忍痛是一種美德，認為要把「吃苦當成吃補」，因為吃得苦中苦，方為人上人。然而，慢性疼痛是不應該忍耐的，因為大腦會記憶及學習疼痛感，如果長期漠視慢性疼痛，將可能會讓人無時無刻產生持續疼痛的感覺。

很難想像，門診中這位擔任慈濟香積志工多年的宋師姊，竟然可以過著忍耐疼痛，每天吃止痛藥長達十年的日子，最後痛到吃不下也睡不著，嚴重影響生活品質。

「師姊，今天要看什麼問題？」我問。

「我十多年前到醫院去看病的時候，當時醫生說我是五十肩的問題，因為右邊手會麻，轉不動還會痛，尤其是晚上無法好好睡覺，後來醫生說先吃藥控制看看，於是我就先拿藥吃。過程中也有聽從親朋好友的建議，哪裡有不錯的治療就會跑去試試看，找中醫、針灸、拔罐、推拿等民俗療法都試過了，就這樣反反覆覆的症狀，病情一直沒有得到改善。」宋師姊開始從頭敘述她的症狀與求醫過程。

她接著說，就在去年的時候，因為年邁的母親身體不好，所以回到臺南協助照顧，沒想到過年前，身上的疼痛感一直往頭上竄，整個痛到受不了，就像要炸開一樣，頭部變得很重、很沉，頸部無法支撐，所以無時無刻都要用手去扶著頭。

宋師姊形容，平時走路或是騎摩托車時，只要腳一跨出去，頭痛就會馬上發作，然後出現耳鳴，緊接著視力也變得模糊不清，手麻的時候要放下來一直甩，四、五分鐘就要再放下來，不然會痠痛到受不了，有時候甚至很想拿針往自己的手臂刺進去，看看會不會體內那股悶痛感就會跑出來。

通常持續時間超過三到六個月的慢性疼痛（Chronic pain）的患者，有較高罹患抑鬱症的機率，也因此造成身體、心理、社會等層面的負面影響，讓患者痛不欲生。

「晚上睡眠品質也很差，根本無法入睡，因為到了半夜，右邊整隻手臂都會抽痛到睡不著，所以止痛藥每天都沒有停過。妹妹看我這樣受折磨，勸我先到鄰近的大醫院就醫，到了醫院後，醫師幫我做了X光檢查，看了檢查結果之後說有問題，於是三天後安排做了磁振造影檢查，沒想到報告顯示頸椎第四、五、六、七節塌陷。當時醫師說要開刀，但我都七十歲了，年紀這麼大，一聽到要開刀都快嚇死，所以沒有接受手術治療。」宋師姊說，這輩子也沒動過什麼大手術，加上年紀也大了，真的會害怕。

宋師姊回家之後和子女們討論，孩子都建議再到大醫院去看一看，不要一下子就做開刀的決定。宋師姊很擔心或許是中風的前兆，還是腦裡面長了什麼東西，每天開始胡思亂想，所以後續又看了神經內科，直到醫生檢查完告訴她，主要造成目前的問題還是在頸椎神經壓迫，於是繞了一大圈，最後還是得再轉回外科處理。

因為一開始怕麻煩孩子，一趟路程又要從高雄跑到大林，宋師姊遲疑了許久，最後在子女和妹妹的說服下，決定要到大林做治療。

人與人之間的緣分很微妙，宋師姊的妹妹同樣是慈濟志工，在之前也是因為胸椎脊髓腫瘤讓我開刀，現在已經完全得到康復，於是藉由此次機會鼓勵姐姐接受手術。

「我們都對陳副院長很信任，因為

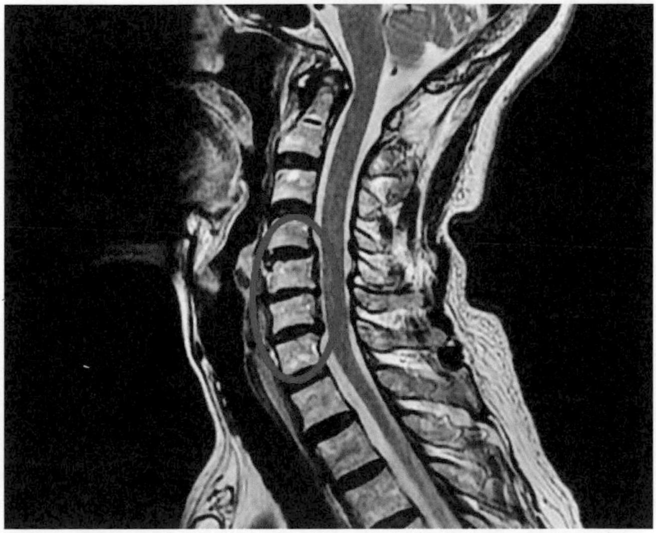

磁振造影檢查中顯示，第四、五、六、七頸椎椎間盤突出退化及骨刺。

我從來沒有動過刀，所以很緊張，但妹妹一直鼓勵我，陳副院長也是叫我不用擔心。」師姊終於有了接受開刀的勇氣，這一次決定不再逃避。

手術兩個小時內完成，宋師姊在手術後隔天，明顯感覺折磨她十年之久的疼痛都不翼而飛，視力也都恢復正常，讓她相當開心，終於找回健康的身體，後續又能夠重回慈濟做香積志工。

某一天的回診正逢端午節前夕，宋師姊特地帶來一箱自家栽種的葡萄，以及親手包的素粽送給我，表達感恩之意。接過這份禮重情更重的謝禮，還帶著溫熱的粽子在手中傳來陣陣暖意，溫暖的感覺瀰漫全身，心中不禁也暖了起來。

健康小常識

頸椎手術一般以減壓為主，一開始必須先把椎間盤切除，讓它不要被壓迫到神經，突出或碎裂的椎間盤要清除乾淨，因為術後會留下一個空間。

在過去手術會使用自體骨（自己的骨頭）或異體骨置放於兩個椎體中間，此為「融合手術」，後來發展到不使用自己的骨頭，而是利用「鈦合金融合器」，之後進展到「樹脂類融合器」，但手術缺點在開完刀後頸椎的活動功能受到影響，有時會造成鄰近節退化加速，可能需要再度手術。

傳統手術以切除椎間盤為主，必要時做骨融合及骨釘固定術，使脊椎融合固定，短期效果良好，但卻容易造成固定節無法移動，而使得頸部活動較為僵硬，無法扭轉與彎曲、伸展，導致鄰近節椎間盤的受力加劇，再度使鄰近節的椎間盤突出，所以往往病患在術後幾年，極可能再次接受手術。

新的治療則是利用「人工椎間盤」置換已退化的椎間盤，像「貝提式」這一類的人工椎間盤，不會造成相鄰椎間盤之病變，同時保有頸椎的扭轉、彎曲及伸展等活動功能，術後可以不必使用頸圈固定，頸椎可正常活動，舒適度大為增加，單節手術約一個小時，住院三至五天即可出院。

目前頸椎或腰椎間盤退化或突出、椎間退化性疾病、神經根壓迫、髓質病變，都可考慮置換最新的人工椎間盤，重獲行動自如。若是病患本身頸椎已不穩定、變形、骨質疏鬆、癌症患者、骨髓炎，或經常使用類固醇的病人，則需經過專業醫師評估後再決定是否手術。

雖然新式的頸椎人工椎間盤置換效果好，但年紀超過七十歲以上、駝背，骨頭有感染或長瘤、脊椎狹窄多節合併有脊髓損傷者，則不適用。病患適用何種手術，仍需依醫師的臨床評估為依據。

罕見第十二胸椎脊椎硬膜動靜脈廔管

因禍得福

各行各業在執行工作任務時都有可能發生意外，這也是每個人都不想碰到的事，但若是因為這場意外而發現隱藏在身體裡的疾病，那可能稱作為一場災難，反而叫做「因禍得福」。

四十八歲的施先生是臺南人，大約在兩、三個月之前，因為工作緣故而導致受傷，不好的就醫經驗讓他輾轉來到大林，詢問之下掛了我的門診。

「陳醫師好。」施先生跛腳緩慢的走進診間。

「你好，哪裡不舒服？」我問。

「我從事搬運的工作，之前剛好在車上搬貨，因為車上固定貨物的繩子突然間斷掉，整個人突然重心不穩往後仰，整個人從車上跌落。當時摔下去的時候因為感覺都沒怎樣，但之後才慢慢的從腰部以下、到腳底驚覺怎麼都是麻的、沒有力氣。」施先生開始描述自己前來求診的原因。

「後續有出現什麼樣的症狀嗎？」我接著問。

「我平時走路都還可以，但是走不久，都要小跺步的走，沒辦法一次跨很大的步伐，因為雙腳沒有力氣，若是跨大步的話，就很容易跌倒，之前已經跌倒過兩、三次了。」

「更慘的是，平時坐著也不是，躺著也不是，睡覺時躺平感覺全身都會麻，要起床時都沒有力氣，必須爬很久才起得來，甚至大小便也都有障礙，小便的時間要比較久，尿很久才尿的出來，或是要等到很急的時候才會尿的出來，要不就是坐在馬桶上十幾分鐘後，有尿意時才能順利解尿，大便時也要硬擠才能上得出來。」面對接踵而來的症狀，施先生說真的非常痛苦。

結果沒想到，第一次跌倒後到醫院做檢查，醫生告訴他，因為脊椎壓迫到血管的神經，才會導致下半身整個麻痺，並提供兩種治療方式，一種為栓塞，另一種是要開刀，但目前看起來症狀比較嚴重，沒有辦法做栓塞，所以只能選擇開刀的方式。

「當時我聽到醫生說明治療的時候，有一種不確定性，所以內心非常恐懼、很擔憂，然後醫生竟然可以一邊解釋病情，一邊看手機找資料，頓時讓我覺得他很不靠譜，猜想應該是沒有開刀這方面的經驗，所以後續沒有答應留在那邊手術。」

施先生說，醫生一聽到不做手術，接著又將他轉到同院內號稱「權威」級的醫生幫忙評估做手術的可能性，沒想到那位醫生竟然又推回給原來的主治醫師，就這樣推來推去，互

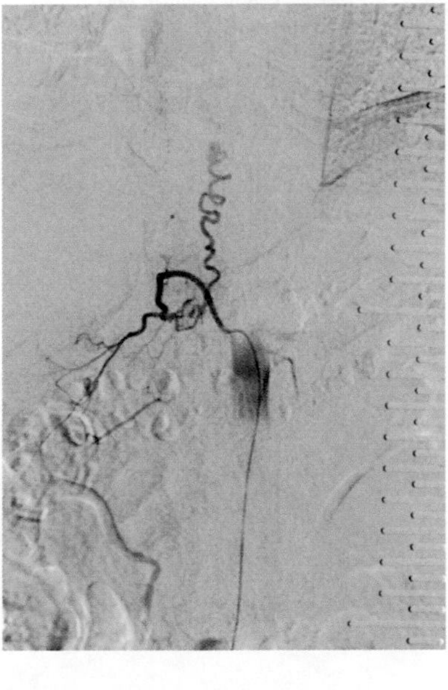

施先生在手術前的血管攝影檢查，可以明顯看出罕見第十二胸椎脊椎硬膜動靜脈廔管（脊髓水腫引起脊髓病變）。

踢皮球，讓他感受非常差。

我問他，那當時怎麼會想到大林慈濟醫院。他笑著回答，會找到這裡，是因為姐姐以前腰椎長骨刺，是我幫她開好的，於是大力推薦一定要到大林慈院找陳金城醫師。

門診中，看著施先生帶來的檢查影像，接著再安排一些詳細的檢查，並請他完成後再到門診討論治療方式。

接著我發現，造成他病痛的最大主因，並不是跌倒後的脊椎損傷問題，而是一種罕見第十二胸椎脊椎硬膜動靜脈瘻管（脊髓水腫引起脊髓病變），隱藏在身體多年的病灶。

「開個刀，把血管夾掉就好。」我簡明扼要地說。

「這麼簡單？」施先生一臉難以置信的表情。

「就這麼簡單。」我回答。

「我相信陳醫師，因為您第一眼看起來就是很老練的樣子，而且講的話又不會讓病人感到恐慌，感覺很安心。」他說出心中的感受，同時決定在這裡做手術。

從磁振造影和血管攝影檢查，發現施先生罹患的腫瘤相當罕見，機率每百萬人只有二到五人的脊椎硬膜動靜脈瘻管。通常正常人的組織裡面，動脈要接微血管再接靜脈，它是中間沒有微血管，直接動脈接靜脈，造成整個脊髓血液回流很差，脊髓壓力太高造成水腫，因此造成施先生雙腳都沒有力氣。

手術中使用顯微手術精準切除病灶，同時藉由ＩＣＧ螢光顯影輔助系統做為手術前檢測，以螢光血管攝影技術確定哪一條血管才是真正造成疾病的原因，後續以做為做阻斷治療。

積極接受手術治療的施先生順利找回健康，並在回診時告訴我，等到完全恢復之後還要繼續工作，同時感謝大林的醫護團隊用心照顧，讓他的人生再度充滿希望。

健康小常識

脊髓硬膜動靜脈瘻管是最常見的脊髓血管異常狀況，占整體案例的百分之七十，屬於後天病變，每年每一百萬人中有五至七人受影響，多以五十到六十多歲的男性為主，受影響的範圍以胸位置脊髓最常見，其次是腰。

其成因是脊髓神經根上的動脈與硬膜下的靜脈出現不正常連結，導致高壓的血液直接從動脈流進靜脈，引起靜脈高血壓及擴張，繼而影響脊髓的血液供應，造成脊髓水腫，使患者出現雙腿乏力、步履不穩、感覺異常的症狀，到後期更會出現大小便控制困難、性功能障礙。

由於較罕見及初時病徵不太明顯，不易被診斷出來，所以很容易被誤以為是腰椎退化、神經炎症、脊髓缺血甚至腫瘤。磁振造影的影像上會呈現脊髓水腫和髓周血管擴張，在決定治療方向之前，醫生會進行血管造影檢查以確定受影響的範圍和位置。

【附錄】

陳醫師的健康學堂

大林慈濟醫院啟業初期，處理的範疇大部分都是急診病人，而急診病人多數以外傷或意外的腦出血居多。在神經外科裡，最常治療的疾病就是腦出血，再來則是脊椎退化性疾病相關問題。

平時在門診中，我經常提醒病人，千萬不要忽視生活中常見的小毛病，因為一不小心，可能隨時引發大危機，就像腦出血的原因，主要與腦血管的病變、硬化有關，血管的病變又與高血脂、糖尿病、高血壓、血管老化、抽菸等密切相關。所以平時要做好控制血壓、血糖、體重、情緒，同時多攝取自然蔬果、減少鹽分，降低血脂肪。

氣溫驟降或溫差特別大的時候，也容易導致血管急速收縮，引發血壓的變化，尤其是心血管疾病患者、年長的長輩及肥胖等族群，一定要做好保暖措施，以免造成血壓升高，誘發心臟病及中風之急性發作。

除了腦外科手術，我處理的脊椎手術一年也約有四百多例，包括頸椎、腰椎、胸椎等疾病，多數還是以頸部和腰部脊椎問題最多，頸椎則以椎間盤突出為主，也就是俗話說的「龍骨長骨刺」，病人為年輕族群居多；腰椎則是以突出、退化、移位、狹窄等問題，老年人以韌帶肥厚、滑脫移位等問題較多。

其實，大多數的疾病都是可以預防，透過以下幾位實際治療過的案例，整理成淺顯易懂的Q＆A，希望能帶給大家正確的衛教知識，並從生活中落實健康理念。

Q：枕頭睡高一點，對心臟比較好？

A：俗語說「高枕無憂」其實是錯誤的睡覺姿勢，因為枕頭高度若太高，易使頸椎的肌肉產生緊繃感，有時也會造成椎間盤受壓力過大，導致退化加速或突出。為了讓頸部得到良好的休息，最好選擇中間凹陷、兩旁微凸的枕頭，或使用浴巾捲成圓柱狀墊在頸部，才能讓頸部真正得到放鬆。一般椎間盤突出較輕微時無任何症狀，剛開始有脖子痠痛，類似落枕的症狀，若進一步壓迫神經根而導致神經根病變，就會有右側或左側上肢的酸麻痛無力；若壓迫脊髓時，導致脊髓病變，四肢就會感到麻、痛、無力，有些人甚至會有大小便失禁問題，若不趕緊處理，恐怕大、小便及下肢功能無法恢復，一輩子必須藉由輪椅代步。

Q：長時間躺著看書或看手機會有什麼影響？

A：一位四十歲的陳先生長期在中國從事產品包裝設計，必須長時間使用電腦，又習慣躺著看書、看手機，後來出現上肩胛疼痛、左上臂發麻，且麻痛感延伸至右手及腰部，症狀嚴重時，同一動作超過三十秒，左手上臂就會逐漸腫脹，延伸到食指，痛起來就像是被針扎到，每夜痛到無法入睡。經檢查發現頸椎第六、七節間的椎間盤，嚴重壓迫脊髓神經，最後以手術方式把壓迫神經根的椎間盤切除。椎間盤承受重力及彎曲動作，若脊椎長期不當受力，容易導致脊椎椎間盤老化，甚至「脊椎環」破掉，讓內容物跑出壓迫神經，但並非所有椎間盤突出患者都需手術，一般初期經由復健、藥物治療，八成以上患者能得到緩解。

Q：如何避免頸椎椎間盤突出？

A：平時除了肌肉力量訓練要好，維持良好的正確姿勢，更要注意避免突然瞬間的劇烈運動或不正常的角度活動，造成脊椎的異常壓力引發椎間盤突出。隨著手機成為生活必需品，頸椎間盤突出也成為許多低頭族的健康威脅，建議使用3C電腦產品，每小時要起身活動筋骨，相同姿勢不宜過久。

Q：長時間頭痛、咳嗽、肩膀痠痛無力，只是單純精神壓力大或勞累所致嗎？

A：一名四十一歲婦女一開始出現睡眠品質變差、肩膀痠痛無力等現象，以為只是單純精神壓力所引起，直到症狀日益加劇，經常感冒、咳嗽、右半邊手腳開始喪失力量，檢查報告發現，原來是顱底枕骨大孔前側方長了一顆四公分大的「枕骨大孔腦膜瘤」。由於枕骨大孔位置特殊，腦幹脊椎從此經過，若受到壓迫，一開始會出現頭痛、頸肩痛、咳嗽，接著會感覺異常麻木、灼熱感，更嚴重時則會引起肢體無力、四肢癱瘓，進一步造成呼吸衰竭併發肺炎而死亡；一開始多數患者常不自覺，一直到症狀愈明顯，甚至神經出現異常時才會發現，到時候要再做治療就為時已晚，呼籲千萬不可輕忽。

Q：雙腳莫名無力、頭暈，不只是關節的問題？

A：一名七十一歲阿嬤因長期頭暈及左下肢麻、沒力，原以為是年紀大而導致關節退化、無力，因此接受人工關節置換，想不到術後反而情況惡化，並且持續頭暈及左腳麻、無力，進一步檢查才發現長了腦膜瘤。由於關節病變以女性居多，容易讓人誤以為是關節炎而開刀，如果開刀後無力感沒有改善時，就要考慮是腦瘤的可能性。一般腦膜瘤可透過電腦斷層、核磁共振等腦部檢查發現，除非腦瘤已長得非常大，在外觀上即可看出，而當腦膜瘤壓迫到不同的位置時，所造成的症狀也都不一樣，像長在運動區，就會使得運動系統受到影響；長在額葉時，會使得個性、視覺、嗅覺改變，甚至長在語言區時，說話會顛三倒四。

Q：倒立運動有促進血液循環、改善腰痠背痛與駝背等好處，多做有益健康？

A：一名六旬老翁，平時喜愛做倒立運動，某次倒立後脖子就出現「啪」的一聲，接著開始脖子痛，四肢無力、麻，漸漸無力，原以為只是小傷，便自行服用草藥，想不到四肢麻愈來愈嚴重，一開始手沒力，後來腳也沒力，檢查發現第一頸椎有滑脫、狹窄、壓迫脊髓。其實，倒立屬於靜力性運動，容易引起血壓升高，高血壓患者不適合做頭頂倒立的運動；此外，做運動前最好先熱身，初學者如果沒有老師的指導和保護，千萬不要自行練習。

Q：長時間有腰痠、腳麻問題，應該是久坐後長骨刺？

A：一名在網咖工作的二十歲年輕人，長時間腰痠、腳麻，原以為是久坐造成骨刺，沒想到檢查後發現腰椎第四、五節及第一薦椎間盤僅有輕微突出，反而在胸椎脊椎管腔內有發現長了一顆約二點五公分大的神經鞘瘤，嚴重壓迫脊髓。由於脊椎腫瘤生長在脊椎管腔內，當體積大時會壓迫脊髓神經，進而產生類似坐骨神經痛的症狀，所以很容易誤診為長骨刺。而一般坐骨神經痛為椎間盤突出所引起的症狀，通常伴有腰背部疼痛，且痠、麻、痛的現象會沿著後腰部、臀部、大腿後外側及小腿後外側，有時則會傳到腳背或腳底，但通常經過平躺休息後會得到改善，如果是腫瘤引起的神經疼痛，則會讓人坐立難安，即使平躺休息疼痛仍持續無法緩解。

Q：牙齒疼痛拔了牙，卻始終無法擺脫牙痛的折磨？

A：一名七十歲老翁覺得牙齒痛，看了牙科後，醫師說是神經發炎，六年內跑了各大醫院及診所，止痛藥更是不離手，甚至還接連拔了三顆牙齒，卻始終無法擺脫牙痛的折磨，經檢查後發現是三叉神經痛引起的臉部疼痛。三叉神經痛是一種出現在臉上的陣發性疼痛，痛容易與牙痛混淆，做了一堆牙科治療，卻仍不見改善，主要疼痛常是顏面或前額痛，為時數秒鐘到兩分鐘，疼痛劇烈；疼痛區分佈在三叉神經的一或數分支，發作突然劇烈、尖銳、戳刺或燒灼感；日常生活的動作如吃飯、洗臉、剃鬍鬚、說話及刷牙等都會引發疼痛，但陣痛與陣痛間有時沒有症狀。

Q：每個人都有打嗝經驗，但若長時間用什麼方式都止不住，是否該看醫生？

A：一名男子打嗝症狀持續一個多月，鄰近醫院看了腸胃科、吃藥，內視鏡檢查也做了，但問題仍未獲得改善，直到之後連喝水都會嗆到，甚至出現頭暈、頭痛、噁心後，到醫院檢查結果為罕見的生殖瘤。由於腫瘤位置特殊，所以引發打嗝的症狀，後續又發展為平衡失調、吞嚥神經受損。提醒大家，打嗝症狀不只是腸胃道的問題，有些後顱窩腫瘤因為壓迫腦幹或顱神經時，也可能會有此症狀出現，應多加注意。

Q：隨著年紀大而容易忘東忘西，這是一種老化的失智現象？

A：一名五十九歲婦女兩年前開始感覺記憶力變差，認為應該是年紀大的緣故所以未加以理會，直到最近忘記事情的頻率增加，甚至經常腦袋中想的和所說的內容會有差異，加上常感到頭暈及行走時身體會偏向右側、出門後會找不到回家的路，家人一開始懷疑他失智症，直到電腦斷層檢查後，發現竟是長腦瘤。由於病患的腦瘤位置處在橫跨頂葉及枕葉之間，剛好是語言記憶功能區，影響到記憶、語言等大腦功能，所以會表現出失智的症狀。

Q：跌倒之後，當時無明顯外傷就代表沒事了？

A：五十一歲的林先生，一年前在家中不慎跌倒，爬起來以為沒事了，沒想到接著開始陸續出現頭痛、頸部痠痛，於是想藉由推拿及按摩來得到緩解，直到半年後，竟然連碗都端不起來，吃飯也只能用湯匙挖，到醫院檢查後，發現脊髓受到第一頸椎骨壓迫，導致四肢無力，甚至嚴重癱瘓。提醒大家，若因車禍或其他原因造成頸部受傷而疼痛不已，絕對不可輕忽，一定要前往醫院接受X光檢查，以確定頸椎是否正常？若發現有問題，就應馬上接受正確的治療，切勿在診斷確定前接受推拿、整脊治療，以免產生無法彌補的遺憾。

Q：兩眼視力模糊，走路不小心就會碰到東西，以為是眼睛出了毛病，但看了眼科後怎麼都沒有改善？

A：一名六十多歲婦女最近一個月視力突然急速減退，看東西老是覺得模糊，在磁振造影檢查後，發現腦下垂體裡長了腫瘤，由於腫瘤的位置正好在視神經交叉處，因為瘤突發性出血，造成視神經壓迫，導致急性視力減退及視野縮小，使得眼睛看不清楚、模糊。這種非功能性腦下垂體腺瘤，在早期不容易被發現，但是若急性腫瘤出血，會導致荷爾蒙功能失調、視野與視力不清楚，應及早開刀來減低視神經的壓力。

Q：天氣忽冷忽熱，容易讓人感到頭暈、頭痛、噁心等身體不適感，是中暑或感冒嗎？

A：一名六十歲男性，被家屬發現跌倒在家中，無法站起的他，到醫院急診時已呈現昏迷狀態，左手及左腳也不會動，經由腦部電腦斷層掃描檢查發現是自發性腦出血。天氣忽冷忽熱，許多人因為室內外溫差與氣溫變化而身體不適，同時也是心血管疾病的好發時機，尤其是中風的機率從三十歲後便會大幅提升，如果又有糖尿病、高血壓、高血脂等病史，就更容易引發。預防自發性腦出血的方法主要為控制血壓，可使曾有腦血管疾病患腦出血機率降低百分之五十，清淡飲食、減少菸酒及勿藥物濫用亦可降低腦出血機率。

Q：如何預防腰椎椎間盤突出？

A：對於腰椎椎間盤突出問題，其實預防勝於治療，不管是否曾犯腰痠背痛，甚至是否曾接受腰椎手術，在日常生活中都應注重腰椎的保養，包括彎腰、提重物、扭腰等加重腰部負擔和壓力的姿勢都應避免。坐著的時候姿勢要端正，下背部靠著椅背，不要懸空。站立時，背部挺直、下頷收回、伸直後頸、挺胸部收小腹使下背變平。要彎身到地面時應先彎曲膝蓋然後慢慢以雙腿支撐軀體蹲下，骨盆傾斜支持下背部同時可以將一隻腳放在臀部下面保持平衡。

Q：一般腰部痠痛、腳踝扭到，不少人都會先尋求推拿或針灸減緩不適，但若是後續出現發燒症狀呢？

A：一位六十六歲男性，在家中坐著摘破布子的時候，不小心閃到腰，後來做針灸治療，一個禮拜卻開始出現高燒不退，整個人昏昏沉沉，四肢開無力，經從磁振造影檢查後，發現頸椎和腰椎感染膿瘍。脊椎膿瘍從血液感染、泌尿道感染、脊椎手術後等，像這種疑似透過針灸而造成脊椎感染的情況較為罕見，不過有時候人的皮膚若沒有好好消毒，直接針灸刺進皮膚裡，就可能造成感染，尤其是患者本身較為虛弱、年紀大，加上細菌被針帶到身體裡面，再藉由血液傳送到其他部位，若沒有被體內的防禦機制把它清除掉，一部分的人就會感染。

白袍下的溫暖 腦神經外科陳金城醫師的刀下人生

主　　述／陳金城
撰　　文／江珮如
發 行 人／王端正
合心精進長／姚仁祿
總 編 輯／王志宏
叢書主編／蔡文村
叢書編輯／何祺婷
美術指導／邱宇陞
資深美編／蔡雅君
圖片提供／陳金城
校　　對／洪美玲
出 版 者／經典雜誌　財團法人慈濟傳播人文志業基金會
地　　址／台北市北投區立德路八號七樓
電　　話／ 02-2898-9991
劃撥帳號／ 19924552
戶　　名／經典雜誌
製版印刷／禹利電子分色有限公司
經 銷 商／聯合發行股份有限公司
地　　址／新北市新店區寶橋路 235 巷 6 弄 6 號 2 樓
電　　話／ 02-2917-8022
出版日期／ 2024 年 4 月初版
定　　價／新台幣 420 元

ISBN（平裝）978-626-7205-92-1
Printed in Taiwan

國家圖書館出版品預行編目 (CIP) 資料

白袍下的溫暖：腦神經外科陳金城醫師的刀下人生 /
陳金城主述；江珮如撰文 . -- 初版 .
-- 臺北市：經典雜誌，2024.04 320 面；　15x21 公分
ISBN 978-626-7205-92-1(平裝)
1.CST: 腦瘤 2.CST: 脊椎病 3.CST: 腫瘤　415.938　113001432